Friedhelm Diel/Eva Diel
Allergien

Friedhelm Diel/Eva Diel

ALLERGIEN

Heilerfolge mit einer ganzheitlichen Behandlungsmethode

MOEWIG

Verlagsunion Erich Pabel-Arthur Moewig KG, Rastatt

Genehmigte Lizenzausgabe
Umschlagentwurf und -gestaltung: Werbeagentur Zeuner, Ettlingen
Umschlagfoto: Eric Bach Superbild
Printed in Germany 1993
Druck und Bindung: Graphische Großbetriebe Pössneck
ISBN 3-8118-1245-9

Für
Alexander

Inhaltsverzeichnis

Geleitwort

Wenn schon auf den ersten Seiten großer Tageszeitungen über die alarmierende Zunahme allergischer Erkrankungen berichtet wird, dann hat das seine Gründe. Zum einen klagen immer häufiger Menschen über Beschwerden, die sie als allergisch ansehen, zum anderen nimmt der Streit unter den »Fachleuten« sichtbar zu. Gerade weil das Phänomen Allergie sehr komplex und schwierig ist, darf es nicht leichtfertig dramatisiert, auf keinen Fall jedoch heruntergespielt werden. Nicht selten wurden durch Bürgerinitiative und -engagement deutlich gemachte Zusammenhänge wie Umwelt und Allergie oder Ernährung und Allergie vor wenigen Jahren noch belächelt, oft als »Umwelthysterie« abgetan oder diffamiert. Angesichts der rapiden Verschlechterung der Umweltsituation sind sie durch die Realität schon überholt worden. Die Warner vor dem Umweltdesaster hätten sich lieber geirrt. So geht es jetzt denen, die auf die Gesundheitsgefährdungen wie die zunehmenden Allergien in einem vielfältig belasteten Ökosystem hinweisen.

Das Wort ganzheitlich ist zwar etwas in Verruf geraten, weil es immer wieder »ideologisch« mißbraucht wurde, aber es läßt sich nur schwer begreiflich ersetzen. Im alttestamentlichen Schöpfungsbericht wird der Mensch als »lebendige Seele« beschrieben, womit nichts anderes als die untrennbare Einheit von Leib und Seele gemeint war. In diesem Sinne brauchen wir tatsächlich eine ganzheitliche Diagnose und Therapie, nicht nur, doch gerade bei allergischen Erkrankungen.

Insofern kommt dieses Buch zum richtigen Zeitpunkt, nicht zuletzt für die dringend notwendige, breit angelegte Sachdiskussion.

Prof. Dr. Kurt Oeser

Vorwort

Mit dem vorliegenden Buch wollen wir um Verständnis werben für die Probleme der vielen Millionen allergieerkrankten Menschen. Betroffene, die allzuoft den steinigen Weg beschreiten von Klinik zu Klinik, von Arzt zu Arzt, nicht selten Opfer von Gesundheitsaposteln werden und oft genug bei den Krankenkassen abgewiesen werden, wenn sie um Unterstützung für Vorsorge- und Rehabilitationsmaßnahmen anfragen. Die Autoren selbst haben als betroffene Familie diese bittere Erfahrung machen müssen – siehe dazu das zweite Kapitel dieses Buches. Trotzdem oder gerade deswegen wurde alle Energie in die Entwicklung eines Behandlungskonzeptes gesteckt, das den Anfordernissen einer gesunden Umwelt, vollwertigen Ernährung und einer sanften, möglichst medikamentfreien Allergietherapie gerecht wird. Hierzu wurde 1987 das Allergie-Therapie-Zentrum am *Mar Menor* in Südspanien gegründet. Hier konnten wir mit der Unterstützung aufgeschlossener Spanier wie dem Kurhotelbesitzer Miguel Sanchez Romero ganzheitliche Heilmethoden umsetzen und viele, auch langanhaltende Erfolge bei unseren Allergiepatienten erzielen. Das gibt uns den Mut, unser Konzept einer breiteren Öffentlichkeit vorzustellen. Wir danken den vielen Freunden, die uns bei der Verfassung des vorliegenden Buches und der Aufbauarbeit zur Seite standen, und ganz besonders den Patienten, die 1989 den Verein zur Förderung der Ganzheitlichen Behandlung Allergischer Erkrankungen in Europa e.V.(AVE) gründeten. Wir hoffen, daß die folgenden Kapitel dazu beitragen werden, daß ganzheitliche Behandlungsansätze auch und gerade in der Allergietherapie anerkannt und ihren festen Platz einnehmen werden. Wir hoffen ebenso, daß die Neuauflage genauso viele Freunde findet wie die erste Auflage.
Für die kritische Durchsicht der vorliegenden Ausgabe bedanken wir uns bei: Claudia M. Greifzu, Thomas Mitsche und Dr. Regina Modi.

Fulda, August 1993 Eva und Friedhelm Diel

1. Ganzheitliches Denken

Ganzheitlich - diesem Begriff begegnen wir in der letzten Zeit häufiger - zum Beispiel: ganzheitliche Erziehung, ganzheitliche Gesundheit, Ganzheitsmedizin usw. Da die Bedeutungszuordnung oft nicht eindeutig ist und der Begriff auch in unterschiedlichen Zusammenhängen benutzt wird, soll am Anfang dieses Buches, das in seinem Titel ebenfalls den Begriff ganzheitlich trägt, umrissen werden, welche Richtung wir dabei einschlagen wollen.
Natürlich geht es nicht darum, über die »wahre Bedeutung eines Wortes« zu streiten. Es geht uns um eine Übereinkunft mit dem Leser. Wir stehen oft ratlos vor Handlungsresultaten, die durch einseitiges Denken, einseitiges Handeln verursacht sind. Erinnert sei hier an Naturzerstörung, aber auch an Erfolglosigkeit medizinischer Therapien durch einseitige Betrachtungs- und Vorgehensweise.
Wir wollen demzufolge zunächst unter »Ganzheitlichkeit« im weitesten Sinne die Vermeidung einseitiger Betrachtung verstehen. (*Teegen* 1988) Dabei soll versucht werden, die wesentlichen Faktoren, die bei einem Problemfeld eine Rolle spielen, zu erfassen. Diese Faktoren sollen dann nicht statisch nebeneinandergestellt werden, sondern müssen in ihrer Dynamik, wechselseitigen Verflochtenheit und Veränderbarkeit begriffen werden.
Wir möchten uns in dem vorliegenden Buch mit dem Problemfeld Allergie befassen.
Die erste Frage ist:
Welche Faktoren sind beim Allergiegeschehen beteiligt?
und die zweite Frage:
Wie sieht die Dynamik dieser Faktoren aus?
Danach müssen wir uns fragen,
wie können wir therapeutisch bei den einzelnen Faktoren eingreifen, unter Berücksichtigung einer zirkulären Kausalität - oder bildhaft ausgedrückt - einer knäuelartigen Verflochtenheit von Ursache und Wirkung? (Abb. 1)
Die Beschränkung auf lineare Ursache-Wirkungszusammenhänge

ist unzulässig, wenn wir das Ziel erreichen wollen, die Heilung allergischer Erkrankungen, das Vorbeugen und die Stabilisierung des Gesundheitszustandes. Man muß lernen, mit der Allergie zu leben, da man sie in den seltensten Fällen wirklich heilen kann.

Das Phänomen Allergie ist nur allmählich zu verstehen, und erfolgreicher als bisher zu behandeln, wenn man eine eingeschränkte Betrachtungsweise aufgibt. Alleine aus dem Blickwinkel der Schulmedizin zu therapieren, bedeutet hinter den modernen Erkenntnissen der Heilkunst zurückzubleiben. Zumindest ist die gleichberechtigte partnerschaftliche Zusammenarbeit zwischen Disziplinen neben der Medizin geboten. Wir denken insbesondere an naturheilkundliche, ernährungswissenschaftliche und psychologische Ansätze, die neben den schulmedizinischen nicht nur bei der Allergiebehandlung ihren Platz eingenommen haben. Leider neigen manche Fachvertreter einzelner Wissenschaften dazu, ihr Wissenschaftsgebiet und die Betrachtungsweise, die daraus folgt, für absolut richtig zu halten, und verwerfen andere Ansätze. Es gibt hierfür genügend Beispiele, gerade zum Thema Allergie.

Bei Ärzten ist oft ein gewisser altväterlicher Berufsdünkel zu verspüren, nicht selten gerade bei denen, die ihre Hilflosigkeit angesichts der zunehmenden allergischen Erkrankungen erkennen, aber nicht eingestehen wollen.

Wir möchten diesen Eindruck mit folgender Schilderung einer kleinen Begebenheit in der Arztpraxis einer uns gut bekannten Hautärztin belegen.

Mit unserem an einer sehr schwer verlaufenden Neurodermitis erkrankten vierjährigen Sohn besuchten wir im vierhundert Kilometer entfernten Hamburg eine auf Hauterkrankungen und Nesselfieber spezialisierte Ärztin. Es war ein heißer Sommertag. Das Besprechungszimmer der Ärztin war zudem schlecht gelüftet und unser Sohn fühlte sich nach der langen Reise nun gar nicht mehr wohl, schwitzte, begann sich vehement zu kratzen, begann zu weinen und zu schreien. Die Ärztin tat uns in ihrer Hilflosigkeit fast ebenso leid wie unser Sohn. Ihr ging es in dieser unangenehmen Situation nur noch darum, uns so schnell wie möglich hinauszukomplimentieren. Die Salben und Mittel, die sie uns empfahl, kannten wir ohnedies schon.

Wir wissen, daß sich diese oder ähnliche Szenen heutzutage weit häufiger in den Praxen der Dermatologen und »Allergiespezialisten« abspielen, als man gemeinhin annimmt. Angesichts der ge-

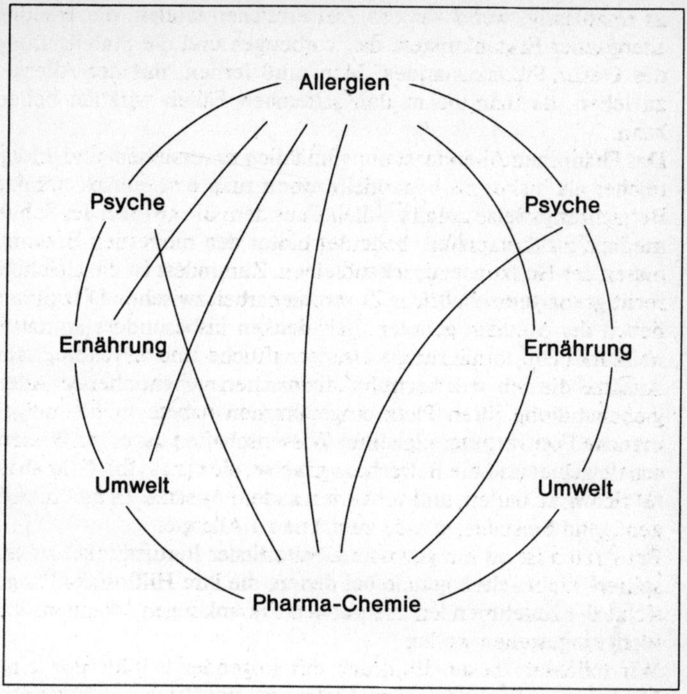

Abbildung 1: Das Knäuel von Ursache und Wirkung bei Allergien

füllten Sprechzimmer sind viele Betroffene doch gerne geneigt, dem arg gestreßten Arzt mehr Wohlwollen entgegenzubringen, als es der Aussichtslosigkeit der verschriebenen Behandlungsanweisungen (Medikamente, Cortisol) angemessen ist. Auf der anderen Seite findet man immer mehr aufgeschlossene Ärzte, die bereit sind, nicht nur mit Fachleuten anderer Disziplinen zusammenzuarbeiten, sondern auch in den vielen Selbsthilfe- und Laiengruppen ihr Blickfeld zu erweitern.

Um eine ganzheitliche Allergie-Behandlung zu gewährleisten, ist es notwendig, die verschiedenen Ansätze gegeneinander abzuwägen, zu gewichten und individuell einzusetzen.
Im Laufe der Menschheitsgeschichte ist von der Vielfalt der Erfahrungen natürlicher Heilmethoden vieles verlorengegangen oder muß wieder mühsam neu entdeckt werden. Nach zwei Jahrhunder-

ten bedenkenloser Technisierung, erkennt man jetzt wieder den Trend besonnener Anwendung althergebrachter und bewährter Naturheilverfahren. Zugegeben – Scharlatanerie und Quacksalbertum greifen heute wieder um sich. Mit der Unwissenheit der Betroffenen und Kranken werden Geschäfte gemacht. Bei allergischen Erkrankungen, mit großer Betroffenheit auf der einen, sowie schulmedizinischer Hilflosigkeit auf der anderen Seite, ist der Markt der Möglichkeiten schier unerschöpflich.
Was darf die ganzheitliche Allergiebehandlung nicht bedeuten?
Eine Frau schrieb kritisch zu unserem Behandlungskonzept: »Ich vermisse die klassische Homöopathie, die Akupunktur, die Mora-Therapie, die Beseitigung der geopathischen und elektromagnetischen Belastung, die Rolle der Zahnfüllmaterialien und der Herdgeschehen, Aufhebung der Entgiftungsblockaden und der energetischen Blockaden; die Rolle der Darmsanierung bezüglich Bakterien kommt ihrer Bedeutung nach viel zu stiefmütterlich weg – und mein Spezialgebiet, die ›E.A.V.‹ . . .«
Das ist schon eine ganz beachtliche Aufsummierung heute häufig angewandter Anwendungsbeispiele, wie sie bevorzugt in den Praxen der Naturheilärzte und Naturheiler anzutreffen sind. Aber der ganzheitliche Ansatz sollte nicht mit der Eröffnung eines Marktes der Möglichkeiten verwechselt werden. Wir verstehen uns nicht als Marktschreier, die ihre bunten Kisten öffnen und für jeden eine wundersame Heilmethode bereithalten. Die Liste, die von dieser engagierten Frau aufgestellt wurde, könnte beliebig fortgesetzt werden. Um Mißverständnissen vorzubeugen – wir sind weit davon entfernt, hier eine pauschale Bewertung der modernen alternativen Heilmethoden vorzunehmen. Im Gegenteil: Oft werden diese durch erfolgreiche traditionelle Gesundheitslehren untermauert – wie die chinesische Heilkunst bei der Akupunktur oder die medizinische Mikrobiologie bei der Darmsanierung und Dysbiosebehandlung.

Immer wieder wird auch auf den psychischen Aspekt bei der Allergiebehandlung hingewiesen. Das liegt mit darin begründet, daß einige Mediziner durch zu rasche Anwendung von Medikamenten und einfachen Methoden der Hyposensibilisierung, die Einflüsse von psychologischen Zusammenhängen, Ernährungs- und Umweltfaktoren unbeachtet lassen.
Dagegen entwickeln manche Psychologen Theorien, die zwar ganz im Trend liegen, aber als übersteigert psychologisierend kritisiert werden müssen. So etwa die Pauschalaussage, Asthma sei der »Schrei gegen oder nach der Mutter«.

Auf der anderen Seite sind es die klinischen Ökologen, die schon lange und vor allen anderen auf den Zusammenhang zunehmender Umweltbelastungen, Chemisierung unserer Ernährung und allergische Erkrankungen hingewiesen haben. Das war sehr wichtig und auch von Bedeutung für die Erkenntnis, daß Stoffe - also Allergene - eine Ursache für psychische Beschwerden sein können. Die verschiedenen Phasen der Euphorie und Depression, die ein Allergiker nach *Randolph* (1986) bei Allergeneinwirkung durchlaufen kann, sind eine notwendige Erweiterung unseres Blickfeldes zur Beurteilung der Allergenität.
Doch, obwohl die kritische Betrachtung überzogener psychologischer Theorien als Krankheitsursache angebracht ist, geht *Randolph* seinerseits so weit, wichtige Erkenntnisse der Psychologie herunterzuspielen und zu behaupten: »Nach meiner Erfahrung sind zwischenmenschliche Beziehungen nur selten Ursache seelischer Störungen. Weit eher sind die persönlichen Konflikte Nebenwirkungen des gleichen zugrundeliegenden Problems, das Depression, Überaktivität, Alkoholismus oder andere Zeichen sogenanter seelischer Erkrankungen hervorruft, nämlich, in den meisten Fällen Fehlanpassung an die nichtpersönliche oder materielle Umwelt ...« (*Randolph/Moss* 1984).
Zweifellos sind die Faktoren Umweltbelastung und Ernährung von nicht zu unterschätzender Bedeutung in bezug auf Allergien, aber sicherlich auch die Psyche. Es ist nicht nötig, andere Fachgebiete zu disqualifizieren, auch wenn man von der größeren Validität der »eigenen« Disziplin überzeugt ist. Gerade auch, wenn man einer ganzheitlichen Betrachtungsweise gerecht werden will.

In diesem Buch sollen die komplexen Zusammenhänge an Einzelpunkten näher erläutert werden. Angesprochen werden neben Darstellungen der Funktionsweise der menschlichen Abwehr und der biochemischen Erkenntnisse über die Vorgänge bei Allergien die Problembereiche:

1. Umwelt und Allergien
2. Ernährung und Allergien
3. Psyche und Allergien

Als Konsequenz hieraus wird ein ganzheitliches Behandlungskonzept vorgestellt, mit dem der Komplexität des Allergieproblems Rechnung getragen wird.
Fortschritte auf dem Gebiet der Behandlung allergischer Erkran-

kungen hängen von der Verringerung der Umweltbelastungen und Chemisierung, von einer gesunden Ernährung, von der Einbeziehung psychologischer Erfahrungen ab. All jene Faktoren liegen außerhalb des konventionellen medizinischen Denkens. Das ganzheitliche Therapiekonzept stützt sich auf Grundsätze der Umweltmedizin.
Der Schluß des vorliegenden Buches geht ein auf die Bereiche Umwelt, Wohnen, Ernährung, Lebensführung und medizinische sowie umweltanalytische Untersuchungen.
Wir hoffen, daß den Betroffenen hiermit mehr Aufklärung und eine Orientierung gegeben werden kann. Wir sind zuversichtlich, da wir bisher mit unserer ganzheitlichen Behandlung in unserem Allergie-Therapie-Zentrum (ATZ) in Südspanien schon vielen an Allergien erkrankten Menschen helfen konnten.

2. Der Fall Andreas

Endlich kann Andreas wieder aufatmen und sich – im wahrsten Sinne des Wortes – in seiner Haut wohlfühlen. Nach vier Jahren Leiden an einer schweren Verlaufsform der Allergie geht es ihm jetzt endlich besser. Noch auf der sechswöchigen Schiffsreise von Nordholland nach Südspanien brauchte er jede Nacht sein Spray, um asthmatische Anfälle und die damit verbundene Erstickungsangst zu lindern. Nun lebt die Familie im sonnigen Süden Spaniens, und Andreas schläft zum ersten Mal in seinem Leben die ganze Nacht durch. Seine Haut ist weich und glatt. Nur die Narben und weißen Flecken verraten die Kratzstellen und Hautwunden aus der früheren schlimmen Zeit. Wir glauben, daß Sonne und Meer entscheidend zur Linderung der Allergie beigetragen haben.
»Nichts Neues ...«, werden viele Betroffene und Eltern sagen. – Natürlich ist die Klimatherapie als eine wirkungsvolle Maßnahme bekannt. Aber wer kann sich schon beliebig lange und oft genug nach Südspanien oder in weiter entfernte Orte begeben, um die lebensnotwendige Sonne und ein sauberes Klima zu tanken? Einmal ganz abgesehen von den dabei entstehenden Kosten.
Doch es müssen, wenn es lebensnotwendig ist, Wege gefunden werden. Wege, die Beschwerden lindern oder gar Symptomfreiheit erreichen ...

Wie andere betroffene Familien haben auch wir mit unserem allergiekranken Kind alles nur Erdenkliche angestellt, um seine Leiden in erträglichen Grenzen zu halten. Über die Allergie-Selbsthilfegruppen sind uns eine ganze Reihe ähnlicher Fälle bekannt geworden, und wir sehen uns inmitten vieler Menschen, die in einer sich rasant verändernden Umwelt ihren Tribut zahlen müssen.
– Wie nennen es die Umweltmediziner: Allergie – Leiden an der Umwelt!?

Wir möchten deshalb zu Beginn dieses Buches den Fall von Andreas kurz aufzeigen. Wir sind überzeugt, daß nicht wenige betroffene Menschen ähnliche Erfahrungen gemacht haben und unsere Rückschlüsse eine kleine Hilfe für Entscheidungen und Planungen bei der Allergiebehandlung darstellen.

Von Geburt an hatte Andreas eine rauhe trockene Haut und im Verlauf des ersten Lebensjahres zeigten sich hier und da an den Beugen kleine Ekzeme. Mit den Windpocken im 15. Lebensmonat kam die Neurodermitis so richtig zum Vorschein. Ständiger Juckreiz mit periodisch auftretenden Schüben. Tag und Nacht. Kein heiler Fleck mehr auf der Haut. Anfangs zeigten sich allerdings keine asthmatische Beschwerden. Diese stellten sich erst später im dritten Lebensjahr ein.
Natürlich haben wir alle uns bekannten Fachärzte zu unserem Problem befragt. Da ich mich als Biochemiker mit dieser Problematik schon Jahre vorher beschäftigt hatte, waren mir einige Allergologen von Kongressen her bekannt. Uns schien der Fall Andreas damals einmalig zu sein. Aber bald lernten wir, daß es in Deutschland viele ähnlich gelagerte Schicksale gab und die Zahl der Betroffenen weiter zunimmt. Wir lernten auch, daß die Ärzte effektiv wenig helfen konnten. Ohne all die Irrwege chronologisch, bzw. vollständig aufzählen zu wollen, hier die wichtigsten Stationen:

Norderney
Auf Empfehlung unseres Kinderarztes entschieden wir uns für einen sechswöchigen Kuraufenthalt auf Norderney. Andreas war zweieinhalb Jahre alt, es war im Frühjahr. Das Wetter war kalt, regnerisch, bisweilen neblig und oft wehte ein rauher Wind. Die Sonne sahen wir kaum. Andreas Zustand verschlimmerte sich. Innerhalb der sechs Wochen bekam er zweimal eine Superinfektion auf der Haut (Impetigo) und mußte mit Antibiotika behandelt werden. Jede Berührung mit Wasser schmerzte ihn so sehr, daß er bei Salzbäderversuchen Schreikrämpfe bekam ... Eine Mutter erzählte mir, daß die Kur auf Norderney im Sommer mit ihren Kindern erfolgreich verlaufen sei. Leider war die Ernährung in der Norderneyklinik damals unkontrolliert und fehlerhaft. Die »Diätpläne« beruhten auf Weglassen. Es wurde einseitige Mangelnahrung aufgetischt - vitamin-, mineralstoff- und kalziumarm.

Alzenauer Vitalklinik
Ein halbes Jahr später in der Alzenauer Vitalklinik konnte mit Wickelverbänden und Cortisonsalben nach einigen Wochen ein scheinbarer Erfolg erzielt werden. Die schlimmen Hautentzündun-

gen heilten ab. Der Juckreiz und die Nesselfieberschübe waren aber geblieben. Daher verschlimmerte sich der Hautzustand wieder zusehends.
Die Diät während der sechswöchigen stationären Behandlung und das anschließend einjährige Diätprogramm - streng eingehalten von meiner Frau, die Lebensmittelchemikerin ist - haben dazu beigetragen, daß unser Sohn immer kraftloser wurde. Dünn und schwach machte er eine Reihe von Infektionserkrankungen durch ... So zum Beispiel im selben Winter zwei Lungenentzündungen, die mit Antibiotika behandelt wurden, und eine Herpesinfektion, die sich schnell im Gesicht ausbreitete und schließlich sogar seine Augen gefährdete. Ein schnell herbeigeschafftes Antiserum verhinderte das Schlimmste.
Die Blutanalyse bzw. Serodiagnostik bewies, daß bei Andreas ein Zusammenhang mit den Antikörpern im Blut besteht. Extrem hohe IgE-Werte (Immunglobulin der Klasse E) und die Austestung verschiedener spezifischer Antikörper zeigten, daß der dreijährige Junge bei fast allen herkömmlichen bekannten Allergenen eine erhöhte Reaktion aufwies. Hausstaubmilbenexkremente, Kuhmilch, Eiklar, Gräserpollen, Hefen und Pilze ...
Der häufig beschriebene aufgeblähte Bauch konnte auch bei Andreas beobachtet werden. Bei der Entwicklung der Darmflora war einiges schiefgelaufen (Dysbiose - Ernährung). Nach der Stuhlanalyse begannen wir mit einer Symbioselenkung mit täglich verabreichten Bakterienpräparaten.
Etwa zu dieser Zeit wurde Andreas' Zimmer renoviert - Steinfußböden, Rauhfasertapeten mit isolierendem Biofarbenanstrich, unbehandeltes Holz. Bettbezüge und Kleidung waren natürlich schon lange auf weiche, allergenarme Stoffe umgestellt. Wir sind sogar mit Andreas für einen Monat in ein Biohaus gezogen und haben dort mit ihm gelebt.
Aussichtslos!

Oberjoch
Die erste Besserungsphase trat bei Andreas in einem schönen Sommer ein. Er war dreieinhalb Jahre alt. Wir waren in einer Hütte in den Tiroler Alpen, die über 1500 Meter hoch lag. In dieser Höhe gibt es keine Hausstaubmilben mehr. Bereits nach einer Woche konnten wir mit dem Jungen ohne Verbände in einem Bergsee Badefreuden genießen. Ein ähnlicher Erfolg wollte sich allerdings später bei einem verregneten Aufenthalt in Oberjoch nicht einstellen.
Es versteht sich, daß auch unsere Hausapotheke einer mittleren

Landapotheke Konkurrenz machen konnte. Cremes, Puder, Sprays und auch härtere Drogen, für den Fall einer Schocksituation, füllten bei uns einen ganzen Schrank. Ob Efamol zur Stärkung des Immunsystems oder Peptide nach *Gauri*, alles hat unser Andreas geduldig schlucken müssen.
Früher oder später nimmt die Ernährung einen immer größeren Stellenwert im täglichen Leben ein. Denn die »Ernährung ist der intensivste Kontakt des Menschen mit seiner Umwelt«, wie es einmal ein bedeutender Immunologe ausdrückte. Bei unserem täglichen Speiseplan begannen wir die Grundsätze einer Vollwerternährung zu berücksichtigen. Die Crux – gerade die hochwertigen Lebensmittel, wie Vollkorngetreideprodukte sowie Milch, haben ausgewiesenermaßen starke allergene Wirkung. Bei aller Vorsicht – also nicht zuviel Ei im Kuchen, wenig Kuhmilch, Vorsicht bei Hülsenfrüchten (auf Linsen reagierte Andreas besonders heftig) – wurde unser Sohn gesünder und widerstandsfähiger, seitdem wir uns so ernährten. Vollwerternährung bedeutet auch wenig leicht verwertbaren Zucker – in jeder Hinsicht günstig zur Vermeidung heftiger allergischer Reaktionen.
Wir lebten nun – zumindest für einige Zeit – in Südspanien. In einem Haus, in dem es keine Teppiche gab, mit Märkten, auf denen Produkte direkt vom Bauern oder frisch vom Fischer erworben werden konnten. Die Sonne stand schon am Himmel, wenn Andreas zur Schule ging.
Übrigens traf man dort sehr viele Rentner, die von Deutschland wegen ihres Asthmas oder ihrer Psoriasis dorthin gezogen waren.
Andreas war damals 6 Jahre alt. Zum ersten Mal in seinem Leben fühlte er sich unbeschwert, das galt auch für die ganze Familie.Es war ein herrliches Leben. Fast immer klares, sonniges Wetter. Auch im Winter konnte man im Meer baden.
Keine Medikamente mehr, keine Sprays.
Nur, was war, wenn wir wieder zurück nach Deutschland mußten, die langen Tage mit Nebel, Smog und Regen? – Das Prinzip »Hoffnung« bestand noch immer. Das hätte auch bestanden, wenn wir mit Andreas nicht nach Südspanien gegangen wären. Was würde es nutzen, daß er für ein Jahr beschwerdefrei war?

In der Kindheit entwickelt sich im Menschen ein hochkompliziertes Abwehrsystem. Die Frage ist doch heute: Wie lange kann diese Abwehr den rasanten Umweltveränderungen noch widerstehen? Schadstoffzunahme in Umwelt und Lebensmitteln, Radioaktivität, elektromagnetische Wellen – und dem haben wir in unseren

Breiten nur einige wenige Sonnenstrahlen entgegenzusetzen. Ich glaube, daß jede Chance ausgenutzt werden muß, um unseren Kindern die gesunde Entwicklung ihres Abwehr-(Immun-)systems, und damit auch die Verhinderung allergischer Erkrankungen zu gewährleisten.

Nachwort: Mittlerweile leben wir mit Andreas seit einigen Jahren wieder in Deutschland. Allergiesymptome auf der Haut wie auch an den Atemwegen treten hier und da in Erscheinung, bisher nie wieder mit der früheren Heftigkeit und Stärke. Im Frühjahr und Herbst fahren wir mit ihm nach Südspanien, wo er immer schnell beschwerdefrei wird.

3. Die Umwelt verändert sich

Nachdem wir es am eigenen Leibe – d.h. am Körper unseres Sohnes – erleben konnten, welche Bedeutung die Umwelt auf den Verlauf der allergischen Erkrankungen nehmen kann, möchten wir im folgenden einen kleinen Überblick über die dramatischen Änderungen, die unsere Welt in dieser Zeit erfährt, geben. Es ist uns bewußt, daß den meisten Lesern und Leserinnen diese Zusammenhänge aus der Vielfalt der Publikationen zu diesem Thema bekannt sind. Trotzdem stecken wir den Rahmen der umweltbedingten Allergenität ab, und geben uns damit zu Anfang dieses Buches eine Orientierungshilfe.

Es gibt Schätzungen, wonach täglich mehr als 1000 noch nie dagewesene neue Chemikalien in unsere Welt gesetzt werden . . . Das sind mittlerweile rund 10 Millionen neue Chemikalien, davon

300000	kommerziell erhältlich
100000	in Europa (EINECS, Europäisches Chemikalienregister)
10000	Gefährliche Stoffe, davon
1500	in der Gefahrstoffverordnung der BR Deutschland
150	krebserregend
38	»sensibilisierend« in der MAK-Liste – Allergene

Wie die relativ kleine Zahl von Allergenen beweist, ist die Wissenschaft noch weit davon entfernt, das ganze Ausmaß zu begreifen, inwieweit Chemikalien und Schadstoffe Einfluß auf den Verlauf der allergischen Erkrankungen nehmen (Dearman et al. 1992).
Abgesehen von der chemischen Natur der allergenen Stoffe, ist der Belastungspfad, den das Allergen einschlägt bis es in den Organismus gelangt, von entscheidender Bedeutung. Über welchen Weg wird der Mensch stofflicher Belastung ausgesetzt – aus der Luft über die Atemwege, aus der Luft und dem Wasser über die Hautresorption, oder durch Lebensmittel über die Resorption der Schleimhäute in den Verdauungsorganen? Die Verhütung und Abwehr

einer Erkrankung fängt bei dem Bewußtsein, wo sich gefährliche Stoffe anreichern können, und wie der menschliche Körper sie aufzunehmen vermag, an.

A Luft

Die meisten bekannten Allergene gelangen über die Luft in unseren Organismus. Bestenfalls werden sie durch die Lungen wieder in die Außenwelt abgegeben.

Durch Einatmen werden auch die seit altersher bekannten Pollen-. Sporen- und Getreidestauballergene aufgenommen.

Häufig sind es auch Hausstaub und Hausstaubmilbenexkremente. Die Reaktionen bei Allergien sind bekannt als Fließschnupfen, asthmatische Hustenanfälle, Nesselfieber. (*Aas* 1981)

Durch die Luftverschmutzung werden heute zusätzlich viele andere Schadstoffe in den Organismus aufgenommen. Die Zunahme der Asthmatoten bei inversen Wetterlagen, wenn die Schadstoffe nicht durch Luftaustausch weggetragen werden können, sowie das Phänomen des Pseudokrupps sind die Folgen der zunehmenden Schwefeloxid-, Stickstoffoxid- und anderer Industrieabgase in unsere Umgebung. Besonders gefährlich ist Staub in der Luft, weil die ansonsten harmlosen Staubpartikel Chemikalien binden und in diesem Verbund für das Abwehrsystem wie Allergene wirken können.

Auch allergene Mikroorganismen gelangen auf diese Weise an Staubpartikel gebunden in die Atemwege.

B Wasser

Seit einigen Jahren müssen wir uns mit dem Gedanken vertraut machen, daß das Trinkwasser in Deutschland nicht mehr schadstoffrei ist. Selbst in das Grundwasser gelangen inzwischen lebensbedrohende Biozide. Langlebige Kohlenwasserstoffverbindungen sickern bis in die tiefen »Stockwerke« und aus den Brunnen der Wasserwerke in das Leitungs- bzw. Trinkwasser.

Das sind zwar nur geringe Konzentrationen. Doch die ständige Belastung bei täglicher Wasseraufnahme birgt die Gefahr der krankheitsbringenden Langzeitwirkung wie Krebs und Allergien. Und das gilt insbesondere für den kranken Organismus und den kindlichen Organismus, bei dem sich die Entwicklung des Immunsystems noch in den Anfängen befindet.

Auf die ständigen Chemiekatastrophen, die Oberflächengewässer, also Flüsse, Bäche und Seen, kontaminieren, muß ich hier nicht weiter eingehen. (*Bossel* et al. 1982) Am deutlichsten sichtbar wird die Katastrophe an den Verschmutzungen in der Nordsee, wobei der natürliche biologische Abbau längst nicht mehr dem übermäßigen Chemie-Eintrag durch Verklappung von Säuren und Chemieabfällen standhalten kann. Die Meere können die Chemieabfälle nicht mehr schlucken. Es bleibt die Frage: Wie lange dürfen allergiekranke Menschen noch risikolos in der Nordsee baden?

C Boden

Während bei Wasser und Luft noch technische Möglichkeiten der Reinhaltung denkbar sind, ist der einmal vergiftete, durch Chemikalien verseuchte, Boden endgültig verdorben.

Die Vielfalt der Biozide, Düngemittel und Abfälle, die heutzutage in den Boden gelangen, vergiften nicht nur die Erde, sondern führen auch zum Wachstum neuer Arten von Mikroorganismen, die ihrerseits ungeahnte, krankheitserregende und natürlich auch allergene Wirkungen aufweisen können.

Wir sollten uns immer vor Augen halten: Auch wenn keine nachweisbaren oder bisher sichtbaren Kausalzusammenhänge bei der Entstehung von Allergien existieren, können diese doch vorhanden sein. Es sind ganz einfache und naheliegende tägliche Ereignisse, die hier eine beklemmende Bedeutung bekommen.

Ich denke auch an Säuglinge und kleine Kinder, die die Umwelt bevorzugt durch ihren Geschmackssinn wahrnehmen und alles in den Mund nehmen. Alles. Das heißt auch die pestizidverseuchte Gartenerde.

D Industrie und Verkehr

Gerne wird das Augenmerk von »verantwortlichen« Politikern auf die privaten Haushalte gelenkt, wenn es um die Umweltverschmutzung und die umweltbedingten Krankheiten geht. Doch die Zahlen belegen etwas anderes.

Die Riesenmassen an Chemie in unserer Welt stammen aus den Exkrementen der Industrie. Neun Millionen Tonnen Schwefeldioxid pro Jahr in Deutschland. Sechs Millionen Tonnen Formaldehyd werden allein in den alten Bundesländern produziert.

Welche Art von Chemiekatastrophen in Europa möglich sind, ist uns spätestens 1976 in Seveso vor Augen geführt worden. Tschernobyl 1986 und die Rhein-Chemie-Katastrophe 1987 sind weitere Beispiele.

Denken wir an das weltweit verwendete Pestizid DDT. Das langlebige und fettlösliche Gift wurde bei uns produziert, in Brasilien flächendeckend versprüht, gelangte über Abfälle und Abwässer in

die Meere, in Walfische bis hin in die Antarktis und über Lebertran zum Beispiel wieder zurück auf die Tische, in die Lebensmittel für Kleinkinder in Europa.
Als dieser globale Zusammenhang erkannt wurde und zudem nicht mehr ausgeschlossen werden konnte, daß DDT über die Schwächung des menschlichen Abwehrsystems auch krebserregende Potenz aufweisen kann, mußte Anfang der 70er Jahre in Deutschland ein DDT-Gesetz verabschiedet werden.
Trotzdem wird in den ehemaligen Ostblockländern weiterhin DDT produziert. Und auch in Indien ist jetzt mit Hilfe europäischer Ingenieure eine neue DDT-Produktionsstätte entstanden.
Das Baugewerbe (Zement und Holz), die moderne Nahrungsmittelindustrie und viele andere Wirtschaftszweige bringen das Faß zum Überlaufen.
Möglicherweise ist es die Autoindustrie, bzw. der Autoverkehr, welche die entscheidenden Weichen in bezug auf die Zunahme der Allergene gestellt haben. Solange technisch relativ einfache Möglichkeiten der Schadstoffminderung, wie z.B. der Einbau des Abgaskatalysators, nicht generell eingeführt werden, erübrigt sich jede weitere Diskussion.
Selbst ein großflächiges Land wie die USA, wo in gewissem Sinne sogar ein Autokult getrieben wird, fährt kein Auto mehr ohne Katalysator, und die Geschwindigkeitsbegrenzung auf weniger als 100 Stundenkilometer wird seit über einem Jahrzehnt erfolgreich praktiziert.
Warum ist das nicht auch in Deutschland möglich?

E Innenluft

Die Anwendung gefährlicher Baustoffe und Isoliermaterialien bei Hausbauten erzeugen immer neue Ursachen für allergische Erkrankungen (Diel, 1993).
Kunststoffplatten, Kleber und insbesondere imprägnierte Holzteile führen zu andauernder Innenluftbelastung. Die Formaldehyd-Konzentrationen in Innenräumen können beängstigende Ausmaße annehmen.
Andererseits sind auch die Energiesparmaßnahmen und Isolierungen in Wohngebäuden ungünstig für die Allergiekranken.
Unzureichende Durchlüftung führt zur Konzentrierung von Allergenschadstoffen und zusätzlich zu Wachstum von Pilzen, die oder deren Sporen zu den stärkeren Allergenen zu zählen sind. Moderne Klimaanlagen führen darüber hinaus zur Verbreitung dieser mikrobiellen Kontaminationen (Sick-Room-Syndrom).

F Biozide in der Landwirtschaft

Die moderne Landwirtschaft zählt zu den besonders schadstoffgefährdeten Wirtschaftszweigen. Um ertragreich produzieren zu können, wendet der Bauer heutzutage flächendeckend Düngemittel an und versprüht Pestizide. Bei Pestiziden mehren sich in den letzten Jahren die Veröffentlichungen über allergene Wirkungen beim Umgang mit den sogenannten Pflanzenschutzmitteln. Mehr als die Hälfte der Produktion entfällt auf die »Unkrautvernichtungsmittel« (Herbizide) und es mag sich jeder selbst überlegen, wie wahrscheinlich es ist, daß unvernünftigerweise zu häufig und zu viel dieser Bayer-, Hoechst- und BASF-Produkte Anwendung finden - pro Jahr in Deutschland immerhin ca. 30000 Tonnen dieser gesundheitsgefährdenden Umweltgifte.

Bei der Tierzucht werden Anabolika, Antibiotika und Tranquilizer verwendet. Bei der Massentierhaltung schätzt man mehr als 1 Milliarde DM Umsatz allein für den Einsatz von Tierarzneimitteln.

Das sind Stoffe, die nicht nur die Umwelt belasten, sondern über die Nahrungskette auf den Eßtisch der allergiegefährdeten Menschen gelangen. Gerade die letztgenannten Hormonpräparate bei der Tierzucht können sich ungünstig auf die Entwicklung des Abwehrsystems und damit auf die Entstehung von Allergien auswirken.

G Energie und Radioaktivität

Steigender Konsum und mehr elektrische Geräte führen zu immer höherem Energieverbrauch.

Mit dem durch die Werbung suggerierten »mehr« muß auch mehr Energie zur Verfügung gestellt werden, und damit müssen immer größere Kraftwerke gebaut werden.

Ist das nötig?

In den Industrieländern wird bereits zuviel Energie produziert. Zum höheren Energieverbrauch werden in einigen Ländern selbst Autobahnen beleuchtet. Das heißt den Wahnsinn auf die Spitze treiben, wenn man daran denkt, daß Atomkraftwerke (AKW) dem Menschen als saubere Energiequelle schmackhaft gemacht werden - um in Wirklichkeit dem weiteren Wirtschaftswachstum und dem Konsum Vorschub zu leisten.

Kürzlich bat mich ein Hautarzt, ihm mitzuteilen, wie Radioaktivität und Allergie wohl zusammenhängen. Tatsächlich gibt es keine erwähnenswerte Studie zu diesem Thema - oder mir ist zumindest keine bekannt. Man weiß bisher wenig über eine möglich allergene Wirkung durch radioaktive Strahlung.

Spätestens seit Tschernobyl ist aber klargeworden, daß AKWs ein unzumutbares Risiko für die Gesundheit der Menschen darstellen. Mehr als 200 zum Teil sehr langlebige Radioisotope gelangen nach einer AKW-Katastrophe in die Umwelt, in unsere Lebensmittel und auf diese Weise in den menschlichen Organismus. Das Schlimme daran ist, daß die Radioaktivität auch in Kinder und in Schwache und Kranke gelangt und von den Zellen aufgenommen wird. Der im Wachstum befindliche Organismus ist besonders gefährdet und kann außerdem organabhängig oft mehr als zehnmal so schnell die radioaktiven Isotope aufnehmen als es der erwachsene Organismus vermag.
Inwieweit hiermit neben Krebs auch die Zunahme von Allergie zu verzeichnen sein wird, bleibt noch zu klären.

H Militär
In den letzten Jahrzehnten haben sich trotz weltweiter Ächtung die Arsenale mit ABC-Waffen (das sind Atom-, biologische und chemische Waffen) aufgefüllt. Neben den Atomwaffen können vor allem die biologischen Kampfmittel zu einer weiteren Erhöhung des allergenen Potentials in der Welt beitragen. Wie es im Golfkrieg ja zu beobachten war, sind auch die chemischen Waffen für die Haut und Schleimhäute besonders aggressiv und allergen. Ebenso in Friedenszeiten, denn diese Stoffe müssen ja produziert werden und gelangen auf irgendeine Art und Weise in die Umwelt – und sei es durch Lager- oder Transportunfälle.

Allergene nehmen zu
Zusammenfassend muß festgestellt werden, daß nach der rasanten Zunahme der chemischen Produktion in unserem Jahrhundert die Allergene nun in zwei Gruppen eingeteilt werden können:
In *Urallergene* und in *moderne Allergene.* Zu den Urallergenen sind natürliche Allergen wie Mikroorganismen, mikrobielle Bestandteile, Enzyme, Zelloberflächenmoleküle, Sporen, Pollen, Samen, Tierepithelien, Würmer, Insektengifte, Insekten, Hausstaubmilben, Hausstaubmilbenexkremente und auch Lebensmittel wie Bestandteile der Milch, Eier, Nüsse, Getreide sowie viele Pflanzen, Pflanzensekrete und vieles mehr zu zählen.
Zu dieser Gruppe der natürlichen Allergene kommen nun die synthetischen modernen Chemikalien hinzu, die entweder selbst als Allergene wirken, wie zum Beispiel die Isocyante aus der Kunststoffindustrie und die Tenside aus der Waschmittelindustrie. Oder sie stellen für das Abwehrsystem (Immunsystem) des Menschen

zumindest eine schwächende (modulierende) Wirkung dar, wie zum Beispiel die Lösungsmittel in der metallverarbeitenden Industrie oder chlorierte Kohlenwasserstoffe aus der Pharmaindustrie oder langlebige polychlorierte Biphenyle aus der Kühlmittel- und Treibstoffindustrie oder die vielen und vielfältigen Lebensmittelzusatzstoffe aus der Nahrungsmittelindustrie.
Auf diese inzwischen unübersehbar gewordenen stofflich verursachten Wirkmechanismen soll in den folgenden Kapiteln eingegangen werden.

4. Das menschliche Abwehrsystem

Nachdem man im vorangegangenen Kapitel sehen konnte, welch starken Veränderungen, insbesondere durch die Chemisierung, unsere Umwelt unterworfen ist, müssen wir uns jetzt fragen:
Wie kann der menschliche Organismus adäquat reagieren: Wie kann er sich dagegen schützen?
Das menschliche Abwehrsystem (Immunsystem) ist ein vielfach gesichertes Bollwerk gegen gesundheitsschädliche Einwirkungen von außen. Soweit es sich um kleinste Lebewesen oder Mikroorganismen handelt, die in den Organismus eindringen und sich dort vermehren, verdanken wir dem gesunden Immunsystem die Unterdrückung möglicher Krankheitserreger. Auf diese Weise werden Infektionen in einem begrenzten Zeitraum abgewehrt.
In zunehmendem Maße sieht sich der Organismus auch den direkten Angriffen einer Vielfalt neuer Chemikalien ausgesetzt, wie wir in dem vorangegangenen Kapitel erfahren haben. Das sind Stoffe, die es in der Menschheitsgeschichte nie gab, und gegen die sich das menschliche Immunsystem nun zusätzlich einzurichten hat. Der Gedanke an eine Überforderung unserer Abwehrmöglichkeiten liegt nahe. Zu heftige Gegenreaktionen sind eine Folge der organischen Überforderung. Verschiedene Formen der Überempfindlichkeit oder Übersensibilität (Hypersensibilität) sind Ausdruck des überforderten Immunsystems.
Folge:
Der Mensch reagiert allergisch.
Wie sollen wir uns ein Immunsystem vorstellen, das bei heftiger Gegenreaktion zu Allergien führt? Um diese Frage zu beantworten, müssen wir uns Kenntnisse über das menschliche Abwehrsystem aneignen. Im folgenden Kapitel soll ein kurzer Abriß zur Funktionsweise des Immunsystems gegeben werden. Den Autoren ist bewußt, daß bei den enormen Fortschritten, die es in den letzten Jahren in den immunologischen Wissenschaften gab, hier nur ein unvollständiger Versuch der Erklärung menschlicher Abwehrmechanismen gegeben werden kann. Zum besseren Verständnis des

von uns vorgeschlagenen Allergie-Behandlungskonzeptes ist dieser kurze Einblick aber notwendig.

Wie funktioniert das menschliche Immunsystem?

Seitdem AIDS in unser Bewußtsein getreten ist, ahnen wir, wie anfällig unser Immunsystem sein kann. Ein einziger Virus (HIV-Virus) vermag es, die ureigens für die Organisation der Abwehr beauftragten Blutzellen (Lymphozyten) zu befallen und langfristig den Zusammenbruch des gesamten Immunsystems herbeizuführen. Obwohl man zwischenzeitlich sehr viel über das komplexe Zusammenwirken der Immunfaktoren gelernt hat, kann man HIV-infizierte Menschen bis heute kaum retten.
Allergien enden zwar in den seltensten Fällen tödlich, aber auch hier sind es die Immunfaktoren und ihr Zusammenspiel, die den Verlauf der allergischen Erkrankungen ausmachen. Die große Hilflosigkeit der Mediziner auf diesem Gebiet gibt zur Zeit noch wenig Hoffnung auf Heilung bei Allergien, obwohl bisweilen ein anderer Anschein erweckt wird (siehe *Stemmann* 1986: »Allergien sind heilbar«).

Angeborene Immunität

Jeder Mensch bringt eine angeborene Immunität mit auf die Welt. Das kann sich auch in Form einer Allergenität – also der verstärkten Bereitschaft zur Überreaktivität äußern. Die Erfahrung zeigt, daß spezifische Allergien weniger vererbt werden, wie zum Beispiel das allergische Asthma des Vaters gegen Roggenmehl oder die Nickel-Allergie der Mutter. Die erhöhte Bereitschaft, sich gegen allergene Stoffe zu sensibilisieren, kann jedoch als grundsätzliche Eigenart vererbt werden. Auf der anderen Seite gibt es Formen der Allergie wie hämolytische Anämien bei Neugeborenen (MHN = Morbus haemolyticus neonatarum) oder andere sogenannnte Autoimmunerkrankungen, die durch ungünstige Konstellation der mütterlichen und väterlichen Blutgruppenfaktoren vorbestimmend sind und keiner weiteren Einflüsse durch die Umwelt bedürfen, um auszubrechen.
Im Prinzip kann der Mensch auf alle Stoffe allergisch reagieren – wenn diese Stoffe selbst eine gewisse Molekülgröße überschritten haben oder diese in Verbindung mit anderen Stoffen erreichen können. Mitunter kann man das erhöhte Sensibilisierungsrisiko

sogar vorhersagen. Schon bei der Geburt gibt es Hinweise. Trokkene Haut, Milchschorf, in Verbindung mit Laboruntersuchungen des Nabelschnurblutes, die Familienanamnese, alles das kann dem Arzt erste Anhaltspunkte für eine »angeborene« erhöhte Allergiebereitschaft, damit aber auch für Möglichkeiten der Allergievorsorge, geben.

Erworbene Immunität

Gleichwertig mit der angeborenen Immunität ist die erworbene oder adaptive Immunität eine wesentliche Voraussetzung für die Entwicklung der Allergenität. Das ist gut verständlich, da die menschliche Abwehr sich erst nach der Geburt in den Kinder- und Jugendjahren voll ausbildet. Wie wir wissen, stützt sich das Abwehrsystem in den ersten Lebenswochen weitgehend auf die Abwehrkräfte der Mutter.
Das Verdauungssystem des Säuglings kommt zum erstenmal während der Geburt mit fremden, nämlich vaginalen Bakterien in Berührung. Während der ersten Monate beginnt der junge Organismus sich langsam mit der Außenwelt zu arrangieren. So werden auf der Außenhaut und in den Schleimhäuten Symbiosen (Zusammenleben) mit einer Vielfalt von Mikroorganismen (Bakterien) aufgebaut, in hervorragender Weise im Darm. Hier entsteht eine spezielle Darmflora, die einen wesentlichen Einfluß sowohl auf Verdauungsprozesse, als auch auf die Entwicklung des Immunsystems nimmt.
Auf der anderen Seite werden Antikörper über die Muttermilch in die Schleimhäute gebracht. Und so ergibt sich ein intensives Wechselspiel zwischen der Auseinandersetzung mit der stofflichen Außenwelt (Antigene) und den mütterlichen Starthilfen zur Abwehr der Antigene. Der junge Organismus lernt, sich mit seinem adaptierenden Immunsystem vor Krankheitserregern aus der Umwelt zu schützen. Der Organismus lernt, spezifische Antikörper auszubilden, um damit unliebsame Fremdkörper (Antigene) zu neutralisieren. Da das – zumindest in den ersten Lebensmonaten – nicht so rasant vonstatten geht, wie die Fremdstoffe und Krankheitserreger auf und in den Organismus des Säuglings einströmen, helfen Blut und Milch der Mutter mit, erste Schutzbarrieren aufzubauen.
Die Ernährung oder sagen wir die Materien, die durch den Mund in den Organismus gelangen, stellen den intensivsten stofflichen Kontakt des Menschen mit seiner Umwelt dar. Würde man die Darmoberfläche des erwachsenen Menschen auseinanderbreiten

und glattstreichen, ergäbe sich eine Kontaktfläche von insgesamt 200–300 m^2. Diese relativ große Kontaktfläche ist unter anderem auch notwendig, um die entscheidenden Weichen für das sich entwickelnde Immunsystem stellen zu können.
Obwohl die Atemorgane mit ihren Lungenschleimhäuten eine ähnlich großflächige Schnittstelle mit der Umwelt haben und durch den ständigen Luftaustausch bei der Atmung (Ventilation) vielfältige Stoffe, einschließlich Krankheitserreger in den Organismus gelangen, messen wir der Ernährung eine größere Bedeutung bei dem Prozeß der erworbenen Immunität - der Immunisierung - zu. Deshalb wird auch in diesem Buch der Ernährung eine Schlüsselrolle in der ganzheitlichen Allergiebehandlung zuerkannt.

Körperzellen und Immunisierung

Die kleinste biologische Einheit des Organismus stellen die Körper- und Blutzellen dar. Ihren Ausgangspunkt haben die Blutzellen im Knochenmark. Einige Zellen sind hauptverantwortlich für die Organisation der menschlichen Abwehrmechanismen, das Immunsystem. Einen schematischen Überblick über diese Zellen - soweit sie im Blut vorkommen auch Leukozyten genannt - und ihre Herkunft gibt die Abbildung 2 (entnommen aus dem sehr zu empfehlenden Lehrbuch über die Immunologie von *Roitt* et al. [1987]). Immerhin hat das Immunsystem etwa zwei Kilogramm Anteil an der Gesamtkörpermasse des erwachsenen Menschen.
Eine direkte Form der Immunisierung sind die Impfungen. In den frühen Lebensjahren werden abgetötete Krankheitserreger unter die Haut oder in die Muskeln injiziert. Hier handelt es sich um die Form der aktiven Immunisierung, die im Gegensatz zu der passiven Immunisierung, auf die wir weiter unten noch eingehen werden, steht. Bei der aktiven Form der Immunisierung soll der Organismus lernen, sich möglichst frühzeitig auf eine eventuelle Infektion des spezifischen Krankheitserregers einzustellen und diesen über abwehrkompetente Zellen (Lymphozyten) abzuwehren. Wie kann man sich die Vorgänge bei der aktiven Immunisierung vorstellen?
Grob umrissen erfolgt nach einem Angriff von außen ein Kontakt der eingedrungenen Fremdstoffe mit den körpereigenen Abwehrzellen. Über ein komplexes Wechselspiel dieser Zellen hat der menschliche Organismus mit seinem angeborenen Immunsystem die Möglichkeit diese Fremdstoffe »kennenzulernen« und sich an

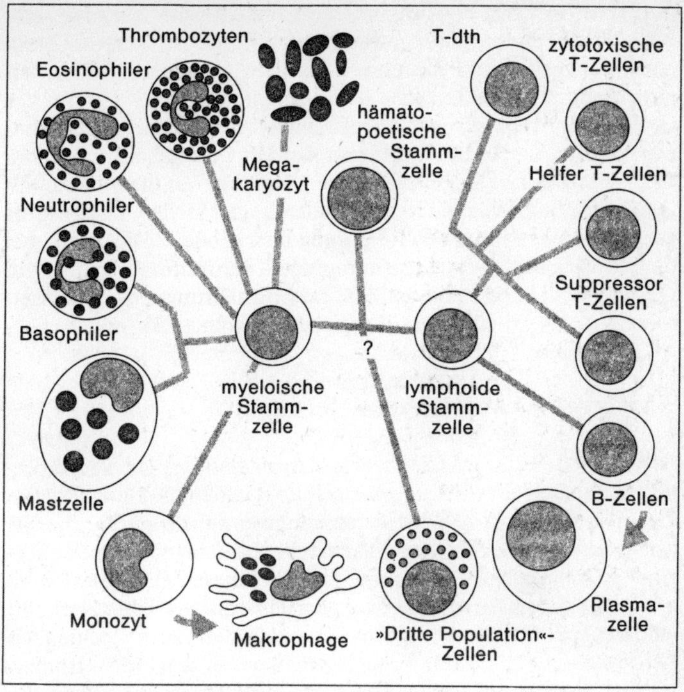

Abbildung 2: Zellen der Immunantwort (Roitt et al. 1987)

diese auch später zu »erinnern«. Das Ziel dieser Abläufe (= erworbenes Immunsystem) ist es letztlich, die Fremdstoffe von außen bei einem massiven Angriff zu binden (Neutralisieren) und dem biochemischen Abbau zuzuführen. Dafür ist die schnelle Bereitstellung einer großen Armee von Abwehrzellen mit ihren Antikörpern als wirksamster Waffe notwendig.

Die Lymphozyten

In vielerlei Hinsicht stellen das Blut und die Blutzellen einen Spiegel für diese Körperfunktionen dar. Hauptverantwortlich für die menschliche Abwehr sind die Lymphozyten. Im folgenden sollen die Funktionen der Lymphozyten und der anderen in der Abbildung zwei dargestellten Blutzellen, die mit den Lymphozyten kooperieren, erläutert werden.

B-Lymphozyten
Die B-Lymphozyten produzieren die Antikörper. Obwohl mehrere Interpretationen in der Literatur zu finden sind, behaupten wir, daß »B« für »Bursa fabricii« steht. Das ist ein Organ, das man ausgebildet bei Vögeln findet - bemerkenswerterweise direkt verbunden und in engem Kontakt mit dem Dickdarm. Vögel sind zumeist Körnerfresser und Verwerter schwerverdaulicher Mischkost, ein wesentlicher Zusammenhang von dem später noch des öfteren die Rede sein wird. Beim Menschen erfolgt die Ausbildung der B-Lymphozyten im Lymphsystem, den Lymphknoten und in der äußeren Milzkapsel. Im Verlauf der Immunantwort vermehren sich die B-Zellen zu sogenannten Klonen identischer Zellen. Diese produzieren ein- und denselben Typ identischer Antikörper, u.a. spezifisch ausgerichtet gegen das Antigen - bei Allergien im Sprachgebrauch Allergen genannt. Das Blut mit den angereicherten Antikörpern heißt dann Antiserum.

T-Lymphozyten
Eine zentrale Rolle bei der aktiven Immunisierung spielt die Thymusdrüse. Hier werden die Blutzellen, die die Abwehr regulieren - die T-Lymphozyten - so ausgebildet (differenziert), daß sie Informationen speichern können und bei späteren Angriffen von außen, den Infektor wiedererkennen und die Abwehr dagegen iniziieren. Die Thymusdrüse ist in jungen Jahren voll funktionsfähig und beginnt bezeichnenderweise nach den ersten beiden Lebensdekaden zu verkümmern. Sogenannte Thymusfrischzell-Therapien vermögen diesen Vorgang nicht zu verhindern und derlei Therapieanstrengungen sind mehr als zweifelhaft.

Weitere Blutzellen

Es gibt außer den Lymphozyten noch eine Reihe weiterer mit der Abwehr befaßter Blutzellen, die - wie die oben genannten - alle einen gemeinsamen Enststehungsort haben - das Knochenmark. Neben den lymphoischen sind das die myeloischen Stammzellen, die im Knochenmark ihren Ausgangspunkt nehmen und bei der Immunantwort mehr oder weniger bedeutende Funktionen ausüben.
Man weiß heute, daß über eine Vielzahl von Botenstoffen (z.B. die sogenannten Interleukine) ein vielfältiger Informationsaustausch, Aktivierungs- und Desaktivierungs- sowie Erkennungsübertragung zwischen den mit der Abwehr befaßten Zellen stattfinden. Diese

Zellen und ihre Funktionen sollen im folgenden kurz Erwähnung finden.

Nullzellen oder »Dritte-Population-Zellen«

Für die vollständige Betrachtung immunkompetenter Zellen seien die nicht-differenzierten Lymphozyten, die Nullzellen, genannt. Sie können weder B- noch T-Zellen zugeordnet werden. Sie scheinen aber eine bedeutende Rolle bei der Vernichtung von Tumor- und Virus-infizierten Zellen zu spielen.

Makrophagen

Die Makrophagen entstehen aus den Monozyten. (Abb. 2) Sie helfen bei der Bindung und Präsentation des eingedrungenen Fremdkörpers. Sie servieren sozusagen das Antigen (Allergen) den Lymphozyten, damit diese es erkennen und reagieren können. Die Makrophagen vermögen ebenfalls kleinere Fremdkörper und Mikroorganismen zu umschließen und selbst zu vernichten. Sie werden aufgrund dieser Eigenschaft auch als Freßzellen bezeichnet.

Mediatorzellen

Basophile und Mastzellen (Mediatorzellen) wurden schon vor 120 Jahren von *Paul Ehrlich* entdeckt. Seitdem ist viel über sie geforscht und geschrieben worden. Die sogenannte basophilen Granulozyten zirkulieren im Blut, die Mastzellen sind beim Menschen gewebeständig, also fixiert im Gewebe - in den Schleimhäuten (Atemwege und Verdauungsorgane, Augen etc.) und in der Außenhaut.
Beide Formen enthalten das für das Verständnis allergischer Erscheinungsformen so wichtige Histamin sowie andere Faktoren, die ein Zusammenwirken mit den Leukozyten (weiße Blutkörperchen) bewirken. Diese Stoffe werden auch als Mediatoren bezeichnet - daher der Begriff Mediatorzellen - wie er in zumeist älterer Literatur Verwendung findet. Wegen ihrer Bedeutung auch für das Verständnis unseres Behandlungsansatzes wird die Funktionsweise der Mastzellen in einem späteren Kapitel näher erläutert.

Neutrophile und Eosinophile

Von allen Granulozyten, das sind die Leukozyten, die viele kleine Zellkörperchen - Granula - enthalten, sind die Neutrophilen die häufigsten (90%). Sie werden wie die eosinophilen Granulozyten (2–5%) bei entzündlichen Prozessen eingesetzt, um mit ihren abbauenden und gewebezerstörenen Enzymen infektiöse Eindringlinge zu zerstören und abzubauen. Bei Allergien, speziell nach Wurmbefall, treten stark vermehrt Eosinophile auf. Sie dämmen die allergischen Reaktionen durch die Sekretion Histamin-abbauender Enzyme.

Thrombozyten
Die Thrombozyten sind relativ kleine Zellen der myeloischen Reihe, die deswegen erwähnt werden sollen, weil sie sich ebenfalls an Enzündungsprozessen entscheidend beteiligen. Ihre wesentliche Bedeutung liegt in der Bewirkung der Blutgerinnung. Sie bilden damit den krustenartigen Verschluß der offenen Hautläsionen.

Mit Ausnahme der Mastzellen finden wir die oben angeführten Zellen alle im Blut. Kommt es zu Entzündungen als Folge allergischer Erkrankungen, so werden diese Leukozyten mehr oder minder aktiviert. An den Entzündungsherden treten dann nicht nur die primär für die Abwehr verantwortlichen Lymphozyten auf, sondern auch Makrophagen und eosinophile Granulozyten.

Die Entwicklung von Antikörpern

Die Lymphozyten durchwandern im Organismus ein primäres und ein sekundäres lymphatisches Gewebe. Knochenmark und Thymus gehören zum primären System. Von dort werden die ausgereiften B- und T-Lymphozyten zu den Lymphknoten geschickt, passieren die Milz und durchwandern eine im ganzen Körper lose verteilte Ansammlung lymphatischen Gewebes, das durchwoben ist mit den Schleimhäuten des Verdauungssystems, insbesondere des Dickdarms. Die letztgenannten Organe gehören zu dem Teil des sekundären lymphatischen Gewebes.
Wir sehen, in welch engem Kontakt Verdauungs- und Abwehrsysteme miteinander verknüpft sind. Spezielle Zellareale an den Darmschleimhäuten – die sogeannten *Playerschen Plaques* – werden von Lymphozyten durchlaufen, und es kommt zur Sekretion bestimmter Antikörper (sIgA) in den Darmraum (Lumen). Für die Nahrung, die durch Speichel-, Magen- und Bauchspeicheldrüsenenzyme (früher: Fermente) noch nicht abgebaut worden ist und/oder im Dünndarm resorbiert wurde, setzt das Immunsystem im Dickdarm (Kolon) eine wichtige Barriere. Aber auch ein für die Gesamtentwicklung entscheidendes Wechselspiel des Erkennens und Lernens scheint im Dickdarm stattzufinden.

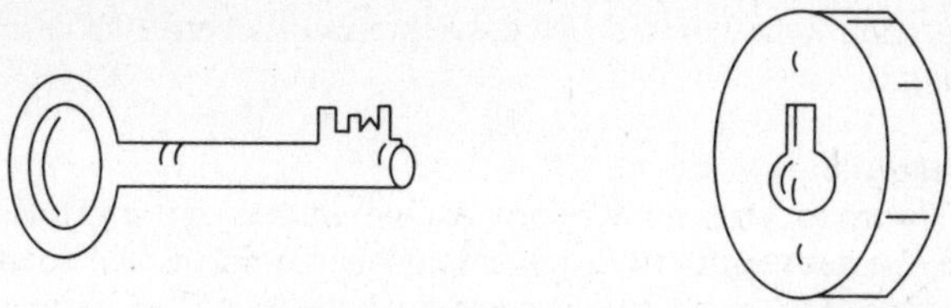

Abbildung 3: Das Schlüssel-Schlüsselloch-Prinzip in der Immunologie

Den Transport der ausgereiften und differenzierten Lymphozyten in alle Körperregionen und Organe bietet das Blutadersystem. So durchströmen B- und T-Zellen auch die Milz, in deren äußeren Kapsel sich Makrophagen aufhalten. Wie wir bereits gehört haben, vermögen die Makrophagen die Fremdstoffe bzw. Antigene in ihrer voluminösen Zelloberfläche zu binden und den Lymphozyten feilzubieten. Auch hier ist es kein Zufall, daß sich die Milz in unmittelbarer Nachbarschaft mit dem Magen, dem ersten wichtigen Verdauungsorgan, befindet. Beim Durchdringen der äußeren Milzkapsel lernen die Lymphozyten die Fremdstoffe kennen, gegen die sie sich zu organisieren haben. Größere Stoffe und Zellen sind von den Makrophagen dabei schon zerstört und/oder (teilweise) abgebaut worden. Was übrigbleibt, ist eine Vielzahl antigener Bestandteile (Determinaten). Diese dienen nun als Indikatoren und Signalstoffe für die Lymphozyten bei späteren Angriffen und Infektionen.
Es obliegt den B-Lymphozyten, die *Antikörper zu produzieren,* die sich chemisch genau auf die erkannten Antigene einstellen können. Das geschieht unter Milliarden verschiedener Stoffe - am besten läßt sich dieser Vorgang mit dem Schlüssel-Schlüsselloch-System umschreiben.

Auf ihrem Weg durch den Organismus benutzen die Lymphozyten nicht nur die Blutbahnen, sondern auch ein den ganzen Körper

durchdringendes Lymphsystem. So sind die Lymphknoten mit beidem durchwoben, den Lymph- und den Blutbahnen.
Bei entzündlichen Prozessen können Verweildauer, Vermehrung und Aktivierung der Lymphozyten so weit fortschreiten, daß man eine deutliche Vergrößerung der Lymphknoten beobachten kann. Bei seiner Untersuchung ertastet der Arzt vornehmlich im Hals-, Achselhöhlen- und Lendenbereich die dort verstärkt auftretenden Lymphausstülpungen.
Letztendlich ist es das Ziel dieser vermehrt auftretenden B-Lymphozyten (Klone), spezifische Antikörper zu bilden. Und das in ausreichender Menge. Antikörper sind relativ große Eiweißmoleküle (Makromoleküle), die in verschiedene Klassen aufgeteilt werden können. Sie unterscheiden sich deutlich in ihren biochemischen Eigenschaften, aber auch in ihrer immunologischen Funktion. Die Vielfalt ihrer Möglichkeiten ist beim Menschen verglichen mit anderen Lebewesen am ausgeprägtesten entwickelt (Tabelle I).

Tabelle I: Übersicht über die Antikörper im menschlichen Abwehrsystem

Name (Abkürzung)	Größe (Molekulargewicht*)	Anteil im normalen Blut (%)	Halbwertzeit (Tage)	Bindung an Blutzellen
IgG	140000 (170000)**	70–75	18–23	Neutrophile Lymphozyten Thrombozyten
IgM	970000	10	10	Lymphozyten
IgA***	385000	15–20		Lymphozyten
IgD	184000	1		
IgE	188000	in Spuren	2– 3	Mediatorzellen (z. T. auch an Lymphozyten und Makrophagen)

* Molekulargewicht in Dalton = chemische Einheit für Masse
** Untereinheit von IgG (Es gibt mindestens 4 Untereinheiten)
*** Das sog. binäre oder sekretorische IgA, das in den Darm sezerniert wird
(Roitt et al. 1987)

Die labormäßige Untersuchung des Blutbildes und der Antikörper (Serodiagnostik) stellen heute eine große Hilfe für die Diagnose und Eingrenzung allergischer Krankheitsursachen dar. Sie sind deshalb eine wesentliche und tragende Säule unseres ganzheitlichen Behandlungskonzeptes. Im folgenden sollen die Methoden kurz angesprochen werden.

Die Blutuntersuchung

Blutzellen
Nach Blutabnahme werden durch eine differenzierte Blutanalyse die pathologisch verschobenen Blutzellgleichgewichte sichtbar gemacht und die angefärbten Zellen »ausgezählt«. Das differenzierte Blutbild hilft dem Arzt, den akuten Stand der Entzündung zu beurteilen.

Antikörper
(Tabelle I)
Die im Blut am häufigsten auftretenden Antikörper der Klasse G – IgG = Immunglobuline der Klasse G – besitzen die längste Lebensdauer. Sie entwickeln sich dementsprechend langsam und stellen die eigentlichen Schutzfaktoren bei der aktiven Immunisierung dar. Sie werden deshalb auch als *Spätantikörper* bezeichnet. Es existieren verschiedene »Subklassen« IgG_1 bis IgG_4. Im Gegensatz zu den Immunglobulinen der Klasse M, IgM, den *Frühantikörpern*. Letzte bilden einen »Riesenkomplex« von fünf aneinander gebundenen Einzelantikörpern, die unspezifisch die erste Feuerwehr im Organismus darstellen.
Die Immunglobuline der Klasse A, IgA, wirken als Schleimhautbarriere und werden als *Doppelantikörper*, sIgA, wie bereits beschrieben in den Dickdarm sezerniert.
Die Funktion der nur in sehr geringen Konzentrationen auftretenden Immunglobuline der Klasse D, IgD, ist noch weitgehend unbekannt.
Die Immunglobuline der Klasse E, IgE, ehemals auch als Reagine bezeichnet, können immer mehr in einen Zusammenhang mit Allergien gebracht werden. Mit einer Halbwertzeit von nur 2–3 Tagen sind sie zwar recht kurzlebig und treten bei dem gesunden Menschen in verschwindend kleinen Konzentrationen im Blut auf. Bei den sogenannten Atopikern ist das IgE in den meisten Fällen stark erhöht. Auf diesen Zusammenhang werden wir noch näher eingehen.

Zur Blutuntersuchung gehören die serodiagnostischen Analysen zur Bestimmung der Antikörperkonzentrationen. Oft werden Serumelektrophoresen zur Auftrennung der Bluteiweiße in einem

elektrischen Feld angewandt. Die Fraktionen der Gammaglobuline geben einen ersten Aufschluß über krankhafte Veränderungen der Antikörperanteile im Blutserum.
Immer mehr werden gezielte Antikörperbestimmungen durchgeführt:

Gesamt-IgE Konzentrationen (PRIST)
(PRIST = Paper radio immuno sorbent test - Vertrieb: Pharmacia Freiburg)

- Normalbereich für Erwachsene	bis ca. 50 IE
- Zwischenbereich	50–200 IE
- Erhöhter Bereich (Atopiker)	mehr als 200 IE

Die Einheiten (IE) werden international standardisiert und müssen von Untersuchungslabor zu Untersuchungslabor relativiert werden. (Festgelegt auf die sogenannte *Noon*-Einheit - *Noon* ist ein bekannter Allergologe)
Bei Kindern sind die Werte abhängig vom Lebensalter niedriger anzusetzen.
Dem Arzt gibt die labormäßige IgE-Bestimmung die Möglichkeit, das Risiko für die Allergiebereitschaft seiner Patienten zu beurteilen.

Spezifisches IgE (Rast)
(*Rast* = Radio allergo sorbent test - Vertrieb: Pharmacia Freiburg)
Hier wird gegen verschiedene potentiell mögliche Allergenextrakte eine Serumprobe des Patienten ausgetestet. Auch wiederum abhängig vom Lebensalter wird gewöhnlich in 4 *Rast*-Klassen aufgeteilt:

schwach	1
mittel	2
stark	3
sehr stark	4

erhöhte spezifische IgE-Konzentrationen im Serum.

Neben den Haut- und anderen auch risikobehafteten Provokationstests ist diese Austestung spezifischer Antikörper eine bisweilen nützliche und weniger unangenehme Methode.

Andere Methoden
Auf die Hauttests wie Prick-, Reib- und Skratchtest und die inhalativen Provokationstests sei hier nicht weiter eingegangen.
Auch physiologische Untersuchungen, z. B. für Lungen- und Kreislauffunktionstests in sogenannten Provokationskammern oder Ganzkörperpletismographen werden hier nur als Möglichkeit der Austestung von allergener Wirksamkeit genannt.
In den Naturheilpraxen gibt es zwischenzeitlich eine weite Palette von Möglichkeiten zum Nachweis allergener Stoffe:
Muskeltest, Pulstest, elektromagnetische Bioresonanz, Elektorakupunktur nach *Voll*, Neutralisation, elektrischer Hautwiderstand, psychologische Tests u.v.m. . . . darauf werden wir an entsprechender Stelle noch eingehen.
Der Histamin-Liberationstest ist eine weitere bedeutende Möglichkeit, allergene Wirksamkeit individuell auszutesten. Hiermit können gleichzeitig die reizenden und ätzenden, also nicht unbedingt allergisierenden Eigenschaften gefährlicher Stoffe quantifiziert werden.

Passive Immunisierung

Im Gegensatz zur aktiven Immunisierung ist die Möglichkeit der passiven Immunisierung zu sehen. Bei Herpes-Infektionen - wie sie häufig bei Allergikern auftreten, und die einen besonders dramatischen Verlauf nehmen können - werden passive Immunisierungen vorgenommen. Hierbei werden Antiseren eines bereits gegen den Erreger immunisierten Individuums in die Blutbahn injiziert. Diese Behandlung kann also auch erfolgreich bei älteren Menschen vorgenommen werden. Da die Lebensdauer der Antikörper begrenzt ist - die Halbwertzeit (HWZ) beträgt bei den Gammaglobulinen (IgG) ca. 23 Tage, das ist die Zeit, in der die Hälfte der ursprünglich vorhandenen Antikörper abgebaut wurde - hält die Wirkung der passiven Immunisierung nur einige Monate an. Nach Abbau der injizierten (fremden) Antikörper ist der betroffene Mensch wieder »schutzlos«. Bei Allergikern ist zudem das Risiko erhöht, sich gegen eben diesen fremden Antikörper und andere Bestandteile des Antiserums zu sensibilisieren und gegebenenfalls bei einer weiteren Spritze »allergisch« zu reagieren.

Das Komplement

Eine weitere wesentliche Möglichkeit der menschlichen Abwehr wird durch das sogenannte Komplementsystem dargestellt. Es gibt zwei Wege, die hier eingeschlagen werden können - der klassische Reaktionsweg und der alternative Reaktionsweg.
Während der klassische Weg nach Antigen-Antikörper-Reaktion eingeleitet wird, basiert der alternative auf einer angeborenen Fähigkeit der Erregerabwehr. Bei den sehr komplexen Vorgängen werden im Blut Reaktionskaskaden angeregt, die letztendlich dazu führen, daß bestimmte abbauende Enzyme aktiviert werden. Diese Enzyme vermögen Zellen bzw. Bakterien mit erkennbaren (antigenen) Oberflächenbestandteilen zu zerstören. Es würde hier zu weit führen, den genauen Mechanismus der Reaktionsabläufe beschreiben zu wollen. Es muß aber gesagt werden, daß zumindest zwei dieser Komplementfaktoren (die als Komplementfaktoren 3a und 5a von den Immunologen gekennzeichnet werden) zu einer *Mastzell-Degranulierung* führen und damit ebenfalls eine allergische Reaktion auslösen können.

Selbsterkennung

Alle bis jetzt beschriebenen Eigenschaften und Reaktionen des Abwehrsystems basieren auf der Vorstellung, daß Fremdstoffe von außen (!) als *Antigene* bzw. *Immunogene* einwirken. Nun stellt man aber fest, daß alles das - also die Reaktion mit exogenen Stoffen - nicht ausreicht, wenn die Lymphozyten nicht auch eine eigene genetisch bereits festgelegte endogene Erkennung besitzen.
Der Immunologe geht sogar so weit und sagt: Selbsterkennung geht vor Fremderkennung.
Jedes Individuum besitzt eine eigene unverwechselbare Selbsterkennung, die nur bei eineiigen Zwillingen übereinstimmt. Diese Überlegungen sind wichtig, wenn es darum geht, ob ein Organ oder Knochenmark von einem Menschen auf den anderen übertragen werden kann. Der Schlüssel für die Selbsterkennung wird durch den sogenannten Haupthistokompatibilitätskomplex dargestellt. Hiermit ergeben sich vererblich festgelegte Moleküle, die - um bei dem Schlüssel-Schlüsselloch-Modell zu bleiben - ein zusätzliches Sicherheitssystem - so wie ein Steckschlüssel - und notwendig für die Organisation der um die Abwehr besorgten Lymphozyten sind.

Immunmediatoren – Boten zwischen den Abwehrzellen

In den letzten Jahren wurden eine große Zahl körpereigener Stoffe entdeckt, die die Immunantwort des Organismus zu steuern vermögen. Zu nennen sind die sogenannten Prostanoide, die aus der Fettsythese gebildet, mehr oder minder über die Ernährung zugeführt werden müssen (Vitamine). Sie sind gleichermaßen wichtig als protektive (gewebeschützende) Hormone und Immunsystem regulierende Faktoren.

Hinzu kommen die sogenannten Zytokine, die Boten zwischen den Makrophagen, B- und T-Lymphozyten. Das sind höhermolekulare Eiweißstoffe, die von den Monozyten (Monokine) und von den Lymphozyten (Lymphokine) gebildet werden. Erst kürzlich wurde entdeckt, daß bei Atopikern (zur Allergie neigenden Menschen) Lymphokine der Klasse 4 (Interleukin 4) eine antikörperstimulierende, aber wahrscheinlich antientzündliche Wirkung aufweisen. Interferone dagegen hemmen die T-zellenstimulierte Antikörper (IgE)-Produktion. (Europäischer Allergologen-Kongreß Berlin 1989 und Heusser et al. 1991).

Diese bis heute sich in den Anfängen befindenden wissenschaftlichen Erkenntnisse erscheinen von erheblicher Bedeutung für die ernährungsbedingte Allergievorsorge zu sein.

Zusammenfassend stellen wir in diesem Kapitel fest, daß das Immunsystem durch Zusammenwirken der Blutzellen die Abwehr gegen Infektionen und allergene bzw. antigene Stoffe von außen zu organisieren vermag. Die Lymphozyten sind dazu da, spezifische Antikörper zu bilden. Körpereigene »Antigene« bewirken eine »Selbsterkennung« der für die Abwehr kompetenten Zellen.

Eng verbunden mit Allergien sind die entzündlichen Prozesse. Auch hier sind Blutzellen beteiligt, die die sogenannten *Interleukine* als Boten benutzen. Die im menschlichen Organismus in der Außenhaut und in den Schleimhäuten vorkommenden Mastzellen spielen eine besondere Rolle bei Allergien.

Nachdem jetzt eine Reihe von Begriffen aus der Immunologie geklärt sind, können wir nun unter Einbeziehung der Mast- oder Mediatorzellen, Möglichkeiten der sogenannten *anaphylaktischen Abläufe* beim Allergiegeschehen darstellen.

Es sollte aber bedacht werden, daß mit den heutigen Erkenntnissen nur ein lückenhaftes Modell entwickelt werden kann.

5. Die Mediatorzellen

Eine wichtige Schaltstelle für die allergischen und toxischen Reaktionen sind die Mediatorzellen. Soweit es sich um gewebsständige Zellen handelt, werden die Hauptvertreter als Mastzellen, und soweit sie im Blutsystem zirkulieren als basophile Granulozyten bezeichnet. Aus diesen Zellen werden die *Mediatoren* freigesetzt, z. B. das für Allergien so bedeutende Histamin.

Die meisten allergischen und pseudo-allergischen Erkrankungen des menschlichen Organismus können aufgrund der Funktionsweise der Mediatorzellen erklärt werden.

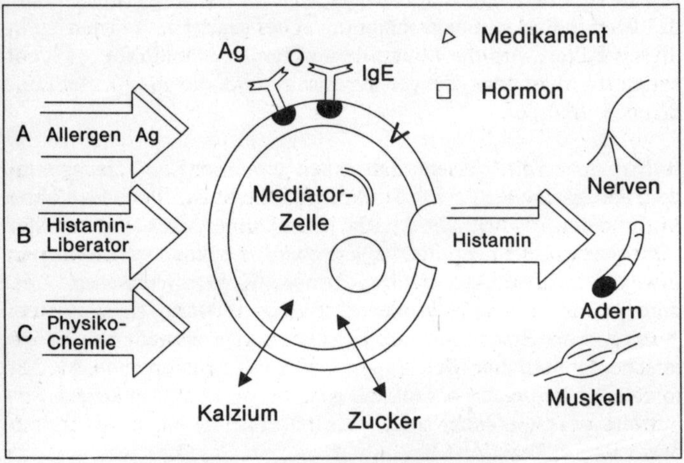

Abbildung 4: Schematische Darstellung der Mediatorzelle

Die von *Paul Ehrlich* vor mehr als hundert Jahren entdeckten Mastzellen treten in der Außenhaut, Haarfollikeln, Lungengewebe (Alveolen) und den Schleimhäuten des Verdauungssystems gehäuft auf. Sie sind eine Schnittstelle des Organismus zur Außenwelt. Je nachdem wie der Mensch sich sensibilisiert hat, können die Mastzellen über drei unterschiedliche Mechanismen aktiviert und allergische Symptome ausgelöst werden:

A Allergene Stoffe (Antigene = Ag) verbinden sich an der Zelloberfläche mit den dort vermehrt vorhandenen Antikörpern (IgE) und letzte vermitteln biochemische Reaktionen in die Zelle, die zu einer Ausschüttung der Zellpartikel (Granula) führt. Die Granula enthalten verschiedene Stoffe (Mediatoren), die die Reaktionen an den Nervenenden, Blutgefäßen und der glatten Muskulatur auszulösen vermögen. Nach dem Schlüssel-Schlüsselloch-Prinzip erkennen die Antikörper an der Mastzelloberfläche nur die Allergene, gegen die sich der Mensch sensibilisiert hat. Die allergische Reaktion erfolgt bei Angriff eines bestimmten spezifischen Stoffes. Der Bäcker erleidet zum Beispiel einen asthmatischen Anfall, wenn er seine Backstube betritt und Roggenmehl einatmet.
Es können aber auch Kreuzreaktionen beobachtet werden, wenn derselbe Bäcker auch gegen Weizenmehl allergisch reagiert. Dagegen ist die Hafermehlstauballergie sehr viel seltener anzutreffen, da bisher in Backstuben weniger mit Hafer gearbeitet worden ist. In diesen Fällen wird die Mastzelle durch allergene Stoffe im Mehl aktiviert - mehr oder weniger spezifisch - über die oberflächenständigen Antikörper.

B Nun haben die Wissenschaftler seit geraumer Zeit herausgefunden, daß es eine Reihe von Stoffen gibt, die Mastzellen, auch ohne Mithilfe der IgE-Antikörper, aktivieren können. Das sind in erster Linie die basischen Peptide, Abbauprodukte aus den verschiedenen Eiweißmolekülen. Aber auch (polymere) Kohlenhydrate und kleinere Moleküle vermögen die Mastzellen verstärkt zu aktivieren. Aufgrund der Erscheinungsformen kann man bisweilen nicht unterscheiden, welcher Mechanismus sich abgespielt hat, die Mediatorzellaktivierung nach »A«, die spezifische über Antikörper vermittelte oder die mehr unspezifische, nun als pseudo-allergisch bezeichnete, Reaktion »B«.

C Als ausgesprochen unspezifische Aktivierung von Mastzellen ist die Reaktion physiko-chemischer sowie mechanischer Angriffe zu sehen. Ätzende und reizende Stoffe, zu hoher Salzgehalt (Natrium-Kalium-Verhältnis), aber auch physikalische und mechanische Angriffe können die Mastzelle zur Degranulation bewegen.

Extreme Temperaturen, Druckschwankungen, Verletzungen und chirurgische Eingriffe u.v.m. bewirken pseudo-allergische Reaktionen »C«.
In Abgrenzung zu »A« der *anaphylaktischen* Reaktion, werden »B« und »C« bisweilen auch *anaphylaktoide* Reaktionen genannt.
Mit der Degranulation der Mastzelle wird eine Kaskade von Stoffsekretionen ausgelöst. Den bestuntersuchten Faktor stellt das Histamin dar. Das Zusammenspiel von den in Kapitel 4 benannten Plasmazellen, Granulozyten und Lymphozyten kann beginnen. Oft gehen reine Entzündlichkeitsprozesse (nicht antikörpervermittelt) mit allergenen (antikörpervermittelten) Reaktionen einher.
Histamin trifft dabei auf 3 unterschiedliche Klassen von Rezeptoren, H_1, H_2 und H_3, die in der Pharmakologie bei der Entwicklung sog. Antihistaminika von besonderem Interesse sind. Wie in Abbildung 4 dargestellt trifft Histamin auf verschiedene Wirkorte, wobei sich H_1-Rezeptoren eher an Zellen der Magenschleimhaut und H_2-Rezeptoren mehr an Zellen der glatten Muskulatur der Atemwege wiederfinden.
Auch intrazellulär (Stoffwechsel in der Zelle) werden unterschiedliche Signale gesetzt. Bei H_1 wird über Phosphat-Freisetzung der innere Kalzium-Speicher mobilisiert, während bei H_2 der andere – biochemisch als 2. Botschafter (*second messenger*) bezeichnete – Zellaktivator, das cAMP (Zyklisches Adenosyl-Monophosphat) mobilisiert wird. H_3-Rezeptoren finden sich etwa im Zentralen Nervensystem, wobei die Wirkungen von verstärkter Magensekretion über Gefäßerweiterung (Blutdruckabfall), erhöhte Durchlässigkeit der Blutgefäße, Stoffwechselstörungen, verstärkte Neurotransmission bis hin zur Wechselwirkung mit den auf Seite 43 angesprochenen Cytokinen bei Entzündungsprozessen reichen. (Facus/Merétey 1992)
In der Magenschleimhaut konnte in den letzten Jahren ein besonderer Typ von Mastzellen beschrieben werden. Dabei wurde nachgewiesen, daß diese *Mucosamastzellen* auch eine Rolle bei Magenschleimhautverletzungen und der Entstehung von Magengeschwüren spielen können. Hier wird deutlich, welche bedeutende Rolle die Lebensmittelzusammensetzung bei ernährungsbedingten Allergien spielt.
Unwohlsein und Magen- oder Darmbeschwerden werden von Mitmenschen und behandelnden Ärzten bisweilen wenig ernstgenommen und selten mit Allergien in Zusammenhang gebracht. Trotzdem werden sie vermehrt beobachtet und beschrieben. Bei Milch- und Eierallergien sind sie mehr im Oberbauch lokalisiert, und führen zu Erbrechen und Durchfall. Bei Schimmelpilzaller-

gien, beispielsweise durch Fruchtsäfte, Gemüse, Salate und auch alkoholbedingt, stellen sich nicht selten sogenannte dyspeptische Beschwerden wie Rumoren, Meteroismus, Spasmen und Stuhldruck ein.
Viele Stoffe können die Mucosamastzellen angreifen und regulieren. Auch körpereigene Faktoren - wie die Neurohormone - beeinflussen ihre Aktivierung. In unserer Arbeitsgruppe konnte gezeigt werden, daß basische Neurohormone mastzellaktivierende Eigenschaften besitzen, im Sinne des unter »B« angeführten pseudoallergischen Angriffs. Diese Wirkungen sind aber stark von den Konzentrationen und der Ernährung abhängig.
Über die *Neurohormone* ist das Verdauungssystem (gastrointestinal) eng mit dem Gehirn bzw. dem zentralen Nervensystem (neural) verknüpft.
Ende der sechziger Jahre gelang es, Stoffe im Gehirn zu isolieren, die man auch in Zellen der Bauchspeicheldrüse und der Schleimhaut im Magen wiederfand. Diese Neurohormone stellen also ein molekulares Bindeglied zwischen Kopf und Bauch dar. Die Abhängigkeit der Prozesse im Kopf oder der Psyche und ihre Einwirkung auf die Verdauung ist seit Menschengedenken bekannt. *Selye* baute darauf seine berühmte Streßtheorie auf und stellte auch eine Verbindung zu den für die Allergien so bedeutungsvollen Mastzellen her.
Nach diesem Exkurs in die biochemischen »Tiefen« zellulärer Mechanismen an den Mediatorzellen und den unterschiedlichen Möglichkeiten ihrer Aktivierung bei allergenen (antikörpervermittelten) und pseudoallergenen Reaktionen, kann man jetzt die verschiedenen klinischen Erscheinungsformen der Allergien besser verstehen und voneinander abgrenzen.

6. Verschiedene Formen der Allergie

Man kann also sehen, daß es eine Vielfalt zellulärer und molekularer Wirkmechanismen gibt, die im menschlichen Abwehrsystem ineinandergreifen. Allergien treten dabei als zu heftige Reaktionen, als eine Form der Überempfindlichkeit des Abwehrsystems, auf. Die Symptome allergischer Erkrankungen (Manifestationen) sind in ihrer Stärke und Erscheinungsform dementsprechend vielfältig. Ein leichter Fließschnupfen oder Augentränen, Nesselfieber, Quincke-Ödem oder schweres allergisches Asthma bronchiale gehören zu dem Problemkreis allergischer Überempfindlichkeit genauso wie Hautrötungen, Ekzeme oder Magen- und Darmblutungen bei Kontaktallergien.
Man hat verschiedene Versuche unternommen, um eine Systematisierung allergischer Erkrankungen vorzunehmen. Die Komplexität der beschriebenen Wirkmechanismen verbietet einfache Schematisierungen. Oft muß davon ausgegangen werden, daß sich die unterschiedlichen Wirkungen überlagern, sich gegenseitig verstärken oder abschwächen.
Das klinische Krankheitsbild beschränkt sich meistens nicht auf ein einziges Organ, wie die Lunge oder die Haut. In periodischem auf und ab sind Lunge und Haut, aber auch die Verdauungsorgane betroffen. Der zeitliche Ablauf der Allergien ist kaum vorherzusagen. Manchmal ist zu beobachten, daß bei den zu Allergien neigenden Menschen (Atopikern) erst *nach* Perioden allergischer Asthmaanfälle eine Zunahme der Hautekzeme auftritt und dieser Vorgang umgekehrt in einem etwa zweiwöchigen Rhythmus in Erscheinung treten kann.
Und hier ein noch ganz anderes Phänomen.
Seit einigen Jahren schon weisen die klinischen Ökologen in den USA auf den Zusammenhang Ernährung-Allergie-Psyche hin. So wurde immer wieder gezeigt, daß bei verschiedenen Patienten nach wiederholtem Genuß bestimmter Lebensmittel, wie Eier und Kaffee, verschiedene, zeitlich begrenzte, Phasen der Euphorie und Depression durchlaufen werden. Bei sensiblen Menschen führten

diese Leiden zu schweren Anfällen, die sich auch in sozialen Problemen, in Beruf und Familie niederschlugen. Scheinbar paradoxe Reaktionen treten auf. Bei Entzug der besagten Lebensmittel fühlen diese Menschen sich sehr schlecht. Hier führen also die Allergene zu einer Art von Entzugserscheinungen, wie man sie sonst nur bei Suchtproblemen feststellt. Migräne und Depressionen sind häufige Symptome. Bei Wiederaufnahme des Verzehrs dieser Lebensmittel kommt es zu einer kurzzeitigen Besserung des Gesundheitszustandes. Es werden sogar-Euphorie- und Aktivphasen durchlaufen.
Erweitert man also den Allergiebegriff - anders als es die Schulmediziner zur Zeit tun - auch auf psychische Erkrankungen, (einschließlich psychosomatischer Erscheinungsformen) so ist festzustellen, daß sehr viel mehr Menschen an Allergien leiden, als gemeinhin angenommen wird. Die Angaben schwanken zwischen den Extremen 3% und 80% Allergiekranker in der Bevölkerung. Die immense Bandbreite unterschiedlicher Auffassungen wird hier deutlich und spiegelt die Hilflosigkeit medizinischer Wissenschaften wider, mit dem Problem Allergie fertig zu werden.
Im folgenden soll in aller Kürze auf die Einteilung allergischer Erscheinungsformen eingangen werden. Sie wurde von den Amerikanern *Gell* und *Coombs* Anfang der sechziger Jahre eingeführt, und die Allergologen und Immunologen beziehen sich häufig darauf.
Diese Einteilung soll dabei helfen, die Denkweise der Ärzte und Kliniker besser kennenzulernen und ihre Schlußfolgerungen für Behandlungsformen und Therapien besser nachzuvollziehen.
In der Tabelle II ist eine Übersicht zu vier verschiedenen Allergieformen dargestellt. Weitergehende Einteilungsvorschläge sind später zu der ursprünglichen Viereraufteilung hinzugekommen.

Die weitaus häufigste Form allergischer Reaktionen wird als *Typ I*, zuweilen auch als *Anaphylaxie* oder *Sofortreaktion* bezeichnet. Wahrscheinlich sind es weit mehr als 70% der allergischen Erkrankungen, wie Heuschnupfen, allergisches Asthma, Nesselfieber, verschiedene Formen der Nahrungsmittelallergien.
Durch Freisetzung der Mediatoren, wie Histamin aus Mastzellen oder basophilen Blutzellen werden die Symptome ausgelöst (s. Kap. 5). Auf den möglichen (Patho-)mechanismus dieser Reaktion wurde in den vorangegangenen Kapiteln näher eingegangen. Eine Reihe von Phänomenen, auch unspezifischer umwelt- und ernährungsbedingter Allergien, sind nur auf diese Weise zu erklären.

Tabelle II: Klassifikationen der allergischen Reaktionen

Typ	Pathogenese	Allergieform (Beispiele)
I	IgE (oder IgG_4)	Fließschnupfen, Nesselfieber, Atopisches Ekzem (?), Konjunktivitis, Anaphylaktischer Schock
II	Zytotoxisch	Hämolytische Anämie, Agranulozytose, thrombozytopenische Purpura
III	Immunkomplexe	Serumkrankheit, Vaskulitis, Alveolitis, Nephritis, Arthritis
IV	Zellulär	»Kontaktallergie«, Arzneimittelexantheme, »Allergien vom verzögerten Typ«

Zusätzlich werden diskutiert: granulomatöse Reaktionen »Typ V«, wie sie sich z. B. nach Injektionen von Fremdsubstanzen entwickeln können; Immunreaktionen gegen körpereigene Rezeptoren »Typ VI«, wie sie z. B. bei den sog., Autoimmunerkrankungen beschrieben werden.

Typ II: Bei diesen selteneren Formen der Überempfindlichkeit, die sich in Blutzellen auflösenden Reaktionen äußern kann, spricht man von hämolytischen Anämien im Falle der Zerstörung der roten Blutkörperchen (Erythrozyten), Agranulozytose bei Leukozyten- und thrombozytopenischer Purpura bei Thrombozytenauflösung. Diese Reaktionen können durch Medikamente ausgelöst werden, die sich an den Zelloberflächen festsetzen. Spezifisch bindende Antikörper und Komplementfaktoren (siehe Kapitel 4) stellen dann die Verbindung zu zellauflösenden Zellen wie Makrophagen her, und die zellzerstörende Wirkung nimmt ihren Lauf . . .
Bei rhesusnegativen (rh-)Müttern besteht zudem die Gefahr, daß mit Kindern, die rhesus-positiv sind, eine Zerstörung der Erythrozyten erfolgt. Hinzu kommt, daß immer mehr Erkrankungen dieser Art durch fehlgeleitete Antikörper gegen eigene Zelloberflächenbestandteile auftreten – dies sind die sogenannten *Autoimmunerkrankungen.*

Typ III der Allergien entsteht immer dann, wenn Antigene (Allergene) und Antikörper sich zu größeren Molekülkomplexen zusammenschließen, die sich einerseits in den verschiedenen Organen ablagern können, oder selbst als Molekülverbände zu allergischen Reaktionen im Sinne einer Anaphylaxie (Typ I) führen können.

Durch Komplementaktivierung werden hier auch Neutrophile und Thrombozyten stimuliert (Kapitel 4) und führen je nach Organ zu Alveolitis (Lunge) und Nephritis (Niere), bzw. Vasculitis (Gefäße) und Arthritis (Gelenke).

Typ IV - Allergien werden von *Coombs* und *Gell* (1963) den verzögerten Reaktionen - und zwar allen, die später als 24 Stunden nach Allergeneinwirkung auftreten - zugeordnet. Meistens handelt es sich um T-Lymphozyten-vermittelte Reaktionen (siehe Kapitel 4). Andere Blutzellen spielen hier ebenfalls eine Rolle. Mit diesem Typ der Überempfindlichkeitsreaktionen werden die heute in steigendem Maße beobachteten Kontaktallergien erklärt. Als häufigste Allergene werden Nickel, Acrylate, Aldehyde und Chemikalien, die in Gummi enthalten sind, verantwortlich gemacht. Diese Stoffe können die obere Hautschicht durchdringen und werden zu »echten« Allergenen. Entweder durch Komplexbildung (Nickel) oder durch chemische Bindung (Formaldehyd) mit körpereigenen Eiweißstoffen.
Der Organismus wehrt sich gegen diese für ihn als Fremdkörper erkannten Makromoleküle. Die ansonsten unwirksamen körpereigenen Stoffe sind zu Allergenen (Antigenen) geworden. Daß diese Reaktionen besonders leicht in den Schleimhäuten - zum Beispiel in den Verdauungsorganen - auftreten, versteht sich von selbst. Dort werden diese komplizierten Vorgänge aber nur sehr selten erkannt und als Allergien vom Typ IV diagnostiziert.

Verständlicherweise nimmt die Ernährung damit eine Sonderstellung sowohl in der Diagnose als auch in der Therapie ein. Durch den direkten Kontakt der Lebensmittelinhaltstoffe mit den Schleimhäuten des Verdauungssystems entstehen besonders leicht »Kontaktallergene«, die wiederum als »Nahrungsmittelallergene« bezeichnet werden können. Strenggenommen zählen diese nicht zu dem Typ I der Einteilung. Sie sind auch meistens nicht über die Antikörper der Klasse E (IgE) vermittelt, so wie es in Kapitel 5 beschrieben worden ist.
Die Probleme einer Schematisierung allergischer Reaktionen wird deutlich. Es soll an dieser Stelle noch auf einen anderen, häufig zu Mißverständnissen führenden Zusammenhang aufmerksam gemacht werden.
Ärzte unterscheiden gerne zwischen allergischer und toxischer Wirkung von Stoffen. Diese Begriffe liegen aber bisweilen sehr nahe beieinander und die Trennung der Wirkungseigenschaften ist dann

verwirrend. Gemeint ist, daß die allergische Reaktion nach der üblichen Vorstellung immer einhergeht mit einer Wirkung auf das Immunsystem - also die Reaktion nach Wechselwirkung zwischen Antigen (Allergen) und Antikörper. Dagegen soll die toxische (Gift-)Wirkung zerstörend *ohne* Einbezug des Immunsystems wirken. In dieser Einfachheit lassen sich die Vorgänge nicht aufteilen. Es würde hier zu weit führen, die Vielfalt biochemischer und immunologischer Prozesse im Organismus - wie sie bei diesen Reaktionen ineinandergreifend auftreten - gänzlich beschreiben zu wollen. Am besten kann man die allergische Reaktion in zwei Stufen zusammenfassen. Wobei die erste Stufe, nämlich die Mediatorzellaktivierung, zwar durch Giftstoffe (Noxen und Toxen) und Allergene (Antigene), ausgelöst werden kann. Dies geschieht aber auf völlig unterschiedliche Art und Weise. Das ist für den Typ I der allergischen Reaktion am Modell der Mastzelle in Kapitel 5 näher erläutert worden. Entsprechend den beschriebenen Mechanismen sind die klinischen Erscheinungsformen der Typ I-Allergie lokalisierbar:

Atmungsorgan: Asthma bronchiale; Heuschnupfen; Göttisödem.
Haut: Atopisches Ekzem; Nesselsucht; Quincke-Ödem; Exantheme.
Sehorgan: Keratitis; Konjunktivitis; Uveitis.
Verdauungssystem: Quincke-Ödem; akute Gastritis; Koliken; Morbus Crohn; Diarrhoe.
Anaphylaktischer Schock

7. Allergien im Kindesalter

Man kann nicht oft genug darauf hinweisen - im Kindesalter befindet sich das Immunsystem noch in der Entwicklung. *Kjell Aas* (1981) beschreibt in seinem Buch »Das allergische Kind« die verschiedenen Formen der Allergien in Abhängigkeit vom Lebensalter. Insbesondere in den ersten Lebensjahren reagiert das kindliche Immunsystem anders als bei dem erwachsenen Menschen. Mit der Pubertät verschieben sich hormonelle Prozesse, manchmal unter Wegfall des kindlichen Ekzems. Das ist Trost und Hoffnung auch für die Eltern: Nach *Wüthrich* (1985) ist bei 50% der allergischen Kinder ein Rückgang der (Nahrungsmittel-)Allergien mit dem zwölften Lebensjahr zu erwarten.
Auf folgende Zusammenhänge sei verwiesen:
Die frühkindliche Verdauung und Resorption durch die Darmschleimhäute ist unterentwickelt. Häufig wird beobachtet, daß Allergien in den ersten Lebensjahren einhergehen mit Dysbiosen - also die Darmflora noch keinen Gleichgewichtszustand über die aufgenommenen Bakterien erreicht hat. Krankheitserregende (pathogene) Keime können Allergien hervorrufen oder zur Fehlentwicklung des sich ausbildenden Immunsystems beitragen. In diesem Zusammenhang verweisen die Ernährungswissenschaftler auf die erleichterte Resorption der Darminhaltsstoffe. Größere Moleküle passieren leichter die frühkindliche Darmschleimhaut und werden in das Blutsystem aufgenommen. Eigentlich ganz sinnvoll, denn das sich entwickelnde Immunsystem soll die Stoffe aus der Umwelt kennenlernen. Auf der anderen Seite besteht neben der Chance auch das Risiko, wenn durch fehlerhafte Ernährung die biochemischen Weichen falsch gestellt werden.
Die Bedeutung dieser Vorgänge kann man sehr gut daran ermessen, daß die spezifischen Antikörper im Blut der Kinder, verglichen mit Blutwerten der Erwachsenen, in geringeren Konzentrationen vorliegen. Die sogenannten *Rast*-Klassen der häufig in Erscheinung tretenden Allergene wie Kuhmilch, Eiklar, Nüsse und Schimmelpilz sind selten höher als die Stufe 2.

Dagegen weist der erwachsene Allergiker sehr häufig gegen bestimmte Allergene auch die *Rast*-Klasse Stufe 3 bis 4 auf (*Rast*-Klassen: Kapitel 4. Die Blutuntersuchung).
Das Allergenprofil entwickelt sich bei jedem Menschen synchron mit der individuellen Entwicklung des Immunsystems in den beiden ersten Lebensdekaden. Somit ergibt sich eine vielfältigere Gefährdung des Kindes, das häufiger auf die Vielfalt der Allergene reagiert als der Erwachsene.
Wie überall ist auch hier jede Verallgemeinerung sehr kritisch aufzunehmen. Der Arzt muß jeden Fall auf den individuellen Krankheitsverlauf und Entwicklungsstand des Immunsystems hin überprüfen.
Typisch für die verschiedenen Lebensphasen stellt sich die Lokalisation allergischer Hautläsionen an bestimmten Körperregionen dar. Das *atopische* Ekzem beginnt häufig mit dem »Milchschorf« (Das ist keine Milchallergie, sondern sieht so aus wie angebrannte Milch an der Haut - d. Verf.), befällt beim Säugling Gesicht und Streckseiten der Arme und Beine und findet sich später in Beugen, Händen und Halsregionen wieder. Durch vermehrtes Kratzen entstehen die *Prurigo-Knoten* und bei trockenen Ekzemen sogenannte Lichenifikationen in späteren Jahren. Ernährungsbedingte allergische Ekzeme sind bei Kindern häufiger zu finden als bei Erwachsenen. Das Umgekehrte beobachtet man bei Atemwegsallergenen wie Pollen, Sporen und Hausstaub. Nesselfieber oder Urtikaria wird ebenfalls bereits im frühkindlichen Alter beobachtet. Die unterschiedlich verbreiteten Quaddel an der Hautoberfläche sind mit Juckreiz verbunden, verursachen bei Kindern ein unkontrolliertes Kratzen und als Folge Entzündungsherde, die dann ein zusätzliches Tor für Umweltallergene öffnen.
Auslöser der Histamin-vermittelten Reaktionen können Allergene sein, aber auch physikalische Einflüsse wie Kälte und Luftdruckveränderung. Psychische Faktoren und vor allem Infektionen tun ein übriges. Insbesondere bei Kindern wirken sich Lebensmittel mit Histamin oder Histamin-ähnlichen Inhaltsstoffen - wie Käse und Beerenfrüchte - oft sehr fatal aus. Bauchschmerzen, sogar Schmerzen, die als Blinddarmentzündung diagnostiziert worden sind, entpuppten sich als urtikarielle Veränderungen bestimmter Regionen der Darmschleimhäute.
Eine Sonderform stellt die nahrungsbedingte *Kontakt-Urtikaria* dar. Sie ist im frühen Lebensalter besonders schwer zu diagnostizieren. Urtikarielle Reaktionen in der Unterhaut (Subcutis) werden als Quincke-Ödem bezeichnet und sind für Kinder wie Er-

wachsene zwar besonders unangenehme, aber seltenere Erscheinungsformen.

Zusammenfassend ist zu sagen, daß sich allergische Erscheinungsformen im Kindesalter erheblich von denen in den späteren Lebensjahren unterscheiden. Das ist gut erklärbar, wenn bedacht wird, daß der menschliche Organismus einige Jahre benötigt, um sein Abwehrsystem ausreichend zu entwickeln. Vor und nach der Geburt werden insbesondere über die Ernährung Weichen gestellt, die sich später als Überempfindlichkeitsreaktionen bzw. Allergien manifestieren können. Es bleibt die Frage nach den Einflußbereichen von außen.

8. Umwelt und Allergien

Nachdem in Kapitel 3 die Veränderungen in unserer Umwelt aufgezeigt und in den darauffolgenden Kapiteln Mechanismen und Erscheinungsformen der Allergien weitgehend erklärt wurden, kann man im folgenden die Einflüsse aus der Umwelt auf das Allergiegeschehen besser nachvollziehen und sich ein genaueres Bild von den *umweltallergenen Wirkungen* machen. Danach sind auch die anderen Eckpunkte äußerer (exogener) Einflüsse wie Ernährung und Psyche abzuhandeln.

Die vielfachen Veränderungen in der Umwelt gehen nicht spurlos an uns vorüber. *C. Grefe* (1985) hat ihr Buch »Allergien - Leiden an der Umwelt« treffend betitelt. Es bedarf keiner Beweise mehr, daß die eingangs dargelegten durch den Menschen verursachten (anthropogenen) Umweltschäden die entscheidende Ursache für die verstärkt auftretenden Allergien darstellen.

Wiederholte Anfragen aus der Bevölkerung im Bundesparlament und in Landtagen werden dagegen konstant mit der Behauptung zurückgewiesen, es gäbe keine Beweise dafür, daß schädliche Umweltfaktoren, wie etwa Schwefeldioxid, Schwermetalle und Industriestäube zu einer Schwächung des menschlichen Immunsystems und damit zu einer Zunahme der Allergien führen. Verwundern sollte das nicht. Nirgendwo sonst gibt es eine größere Diskrepanz zwischen der Schulmedizin und den alternativen Ansätzen in der Naturheil- und Umweltmedizin.

Wie schon gesagt hat sich durch die Chemisierung eine schleichende globale stoffliche Veränderung unserer Umwelt ergeben. Die klassischen natürlichen Umweltallergene wie Gräser- und Blütenpollen sind damit aber auch einer Veränderung unterworfen worden. Besonders augenfällig zeigte sich dieser Umstand nach der Tschernobyl-Katastrophe, als die gesamte Pflanzenwelt durch radioaktive Isotope, vornehmlich meßbar durch Jod-, Strontium- und Cäsiumnuklide, kontaminiert war. Ein anderer Umstand muß ebenfalls konstatiert werden. Durch Anpassung an die veränderten Umweltbedingungen entstehen mehr krankheitserregende Mikroorga-

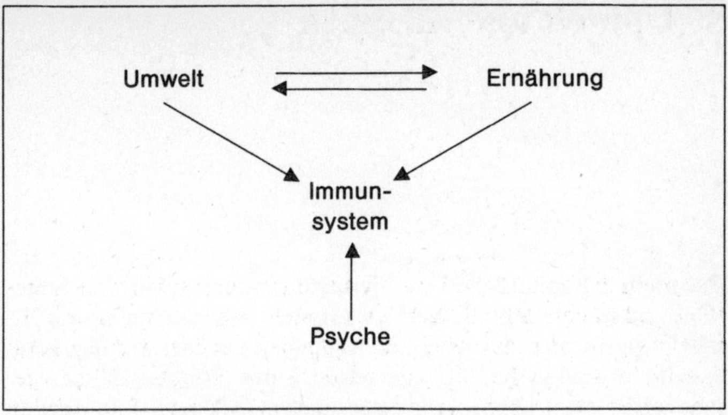

Abbildung 5: Einflußbereiche auf das menschliche Immunsystem

nismen. Durch umweltbedingte Schwächung des menschlichen Immunsystems gelangen diese zur vermehrten Ausbreitung und allergisierenden Wirkung. Es gilt als sicher, daß mit den verstärkt auftretenden Infektionen auch eine erhöhte Allergiebereitschaft einhergeht. In einer Reihe von Fällen ergaben sich Allergien z. B. gegen Nahrungsmittelbestandteile, nachdem Virusinfektionen wie das Pfeiffersche Drüsenfieber (Eppstein-Barr-Virus) oder Windpocken bzw. Gürtelrose (Herpes Zoster Virus) aufgetreten waren. In neueren Arbeiten wird auch gezeigt, daß schon kleinere Veränderungen in der Antigenzusammensetzung zu einer pathologischen Veränderung der Immunantwort führen können. Zumindest die »natürlichen« Antigene bestehen aus einer breiten Palette chemisch unterschiedlicher Stoffe. Ich denke hier an die Arbeiten von *Löwenstein* (1984) in Kopenhagen, der zumindest 62 (!) verschiedene Komponenten in dem Pilzallergen von *Cladosporium herbarum* nachweisen konnte.

Man kann beobachten, wie stoffliche Umweltveränderungen indirekt über die sich anpassenden Mikroorganismen und Viren belastend einwirken. In Tierversuchen wurde eine erhöhte Sensibilität gegen Gräserpollen nach experimenteller Infektion mit verschiedenen Atemwegsviren demonstriert.

Bleibt die Frage nach der *direkten* Allergenität anthropogener Umweltfaktoren. Erst einmal sind die unspezifischen Effekte zu nennen: Die Studien, die belegen, daß die allergischen Reaktionen verstärkt auftreten können, sobald über die Luftverschmutzung mit

Abgasen, Oxiden und Staubpartikeln, die Schleimhäute der oberen Atemwege angegriffen werden, häufen sich. Auf dem Europäischen Allergologen-Kongreß in Berlin 1989 berichtete *Riedel* über die Folgen erhöhter Aufnahme von Schwefeldioxid, Stickoxiden, Ozon und Kohlenmonoxid. Die gesteigerten allergischen Reaktionen konnten durch Messungen höherer Immunglobulinwerte im Blut, insbesondere die Subklasse IgG1 objektiviert werden.
Erinnert sei an die bekannten Smog-Katastrophen Anfang der Fünfziger in London, Ende der Siebziger in Ankara und in den letzten Jahren in Madrid, Barcelona, Athen und Mexiko. Ein plötzlicher Anstieg der Asthma-Morbidität (Krankheitsfälle) und -Mortalität (Sterbefälle) korrelierte in diesen Metropolen mit dem Anstieg von Schwefeldioxid und Stickoxidwerten. In der schwedischen Stadt Linköping traten gehäuft Asthmaanfälle bei Kindern auf, die in der Nähe eines Papierwerkes wohnten. In Tel Aviv in Israel beobachtete man ein erhöhtes Bronchialasthmarisiko bei Schulkindern, die in einem stärker belasteten Stadtteil wohnten - verglichen mit denen in einem weniger belasteten Distrikt. Nennenswert ist auch die Beobachtung norddeutscher Dermatologen, nach denen bestimmte Hautallergien in Hannover siebenmal so häufig auftreten wie im gesamten Bundesdurchschnitt.
So könnte man mit Beispielen, die eine Zunahme allergischer Erkrankungen in kontaminierter Umwelt belegen, fortfahren.
An dieser Stelle soll auch auf eine Untersuchung Anfang der achtziger Jahre hingewiesen werden, in der von einem erhöhten Asthmarisiko bei Kindern in Raucherfamilien berichtet wird.
Ein Umweltproblem mit globaler Bedeutung ist die Ausbreitung von Pestiziden auf landwirtschaftlichen Nutzflächen. *A. Calatin* (1988) spricht von dem wahrscheinlich größten und folgenschwersten Eingriff der Menschen in die Biosphäre. Aber auch sie bleibt in ihrem Buch Nahrungsmittelallergien die Antwort auf die Frage nach der allergenen Wirkung moderner Pestizide schuldig.
Tatsächlich kann man aber Pestiziden eine allergene bzw. pseudoallergene Wirkung zuschreiben. Sowohl der Arbeitsplatz von Landarbeitern, wie auch die Umwelt sind bedroht. Hier handelt es sich schließlich um lebensvernichtende (biozide) Stoffe. Winzer und Bauern, aber auch Gärtner und Hobbygärtner sind die gefährdeten (Berufs-)Gruppen, die schwere Formen der Allergie erleiden können. Inwieweit Anwohner in benachbarten Siedlungen beim Versprühen der Pestizide - je nach Windrichtung und Witterungsverhältnissen - einer Gesundheitsgefährdung unterliegen, ist bisher erst unbefriedigend untersucht worden. Allerdings häufen sich

die Meldungen über Pestizidskandale. So in Tübingen 1987, wo es zu schweren Beeinträchtigungen und auch allergischen Reaktionen nach einer Pestizidausbreitung in ein Wohngebiet gekommen war.

Bereits Anfang der siebziger Jahre wurde in Deutschland mit dem DDT-Gesetz ein Zeichen gesetzt. Einige wissenschaftliche Erhebungen ließen vermuten, daß DDT und andere chlorierte aromatische Kohlenwasserstoffe eine Schädigung des sich entwickelnden Immunsystems beinhalten. Schockierend war damals auch die Beobachtung, daß diese schwer abbaubaren (persistenten) Stoffe, wenn sie einmal in die Nahrungskette gelangt sind und in Fettgewebe angereichert werden, eine Jahrzehnte andauernde Belastung unserer Lebensmittel einschließlich der Muttermilch darstellen. Hier schließt sich der Kreis. Davon ausgehend, daß bei der Entwicklung des Immunsystems und dabei der Entstehung frühkindlicher Allergien der bakteriellen Besetzung der Darmschleimhäute eine Schlüsselrolle zukommen, bewirkt die ständige Belastung des Säuglings mit Bioziden eine Verschiebung der symbiotischen Bakterienzusammensetzung in den Verdauungsorganen.

Wie gesagt gibt es leider zu wenig systematische Erhebungen zu der allergenen Wirkung von Pestiziden. Wie auch bei anderen Bioziden wie Holzschutzmittel (PCP, Lindan), Konservierungsmittel (z. B. Formaldehyd), Imprägnierungsmittel versucht nun die chemische Industrie, über Produktion von Stoffen mit schnelleren Abbauraten das Problem zu minimieren. In vielen der einschlägigen Veröffentlichungen wird immer wieder auf die öko-toxikologischen Zusammenhänge auch mit diesen Abbauprodukten verwiesen. Das Studium dieser Literatur ist zu empfehlen.

Einige bemerkenswerte Beispiele, die die Komplexizität allergener Umweltfaktoren widerspiegeln:

Formaldehyd ist ein sehr kleines, aber reaktives Molekül und zählt zu den 10 bedeutendsten Umweltallergenen nach EG-Klassifizierung. Da Formaldehyd ebenfalls verdächtigt wird, krebserregend zu sein, handelt es sich um einen besonders gefährlichen Stoff. Formaldehyd verursacht Kontaktallergien (Typ IV - Tab. I). Und das bevorzugt an den Schleimhäuten der oberen Atemwege, wo eingeatmete Formaldehydgase mit den Schleimhaut-Eiweißstoffen reagieren. Formaldehyd kann aber auch direkt die Mastzellen aktivieren, und damit zu einer pseudoallergischen (oder anaphylaktoiden) Reaktion des Typ I führen. Wahrscheinlicher ist, daß die vorher körpereigenen aufgrund der Reaktivität des Formaldehyds zu körperfremden Immunogenen (Allergenen) chemisch modifiziert werden.

Selbst bösartige Wucherungen können in den oberen Atemwegen im Tierversuch erzeugt werden.
Eine signifikante Zunahme von Allergien und Krebs ist allerdings in einer amerikanischen Studie in klinischen Labors der Pathologen nicht feststellbar gewesen. Dort nehmen die Assistenten zum Fixieren von Gewebsschnitten täglich Formaldehyd. Die Aussagekraft dieser Arbeit wird angezweifelt, da es sich bei dem Untersuchungskollektiv um schwer zu definierende und kontrollierbare Personenkreise handelt und Spätwirkungen letztlich gar nicht erfaßt werden konnten.

Nickel und Chrom sind Metalle, die ebenfalls als Verursacher von Kontaktallergien in Erscheinung treten. Man hat in den letzten Jahren bei diesen Metallen die rasantesten Zuwachsraten registrieren müssen.
Bei Nickelallergien sind mehr die Frauen betroffen, da sie bisweilen billigen Modeschmuck tragen, aus dem sich Legierungsanteile wie Nickel herauslösen und bei transpirierender oder empfindlicher, rissiger Haut besonders leicht einwirken können.
Bei Chrom sind in erster Linie die Bauarbeiter betroffen, deren Wunden und strapazierten Hände aus dem Zement leicht die Chromverbindungen aufnehmen. Aufgrund der Arbeitsschutzgesetze, die für die Betroffenen grundsätzlich eine Rehabilitationsverpflichtung einräumen – was für die Berufsgenossenschaften sehr teuer werden kann –, gibt es heute in Deutschland ein Chromverbot in Zement.
Die meisten Erfahrungen über allergene Wirkung von (Arbeits-)stoffen sind in diesem Jahrhundert in der Arbeitsmedizin gesammelt worden. Bedingt kann man diese Erkenntnisse von Allergenen am Arbeitsplatz auch auf die Umwelt übertragen. Es gibt eine Reihe von Stoffen, wie Pestizide und Konservierungsmittel, die nicht nur am Arbeitsplatz zu gefährlichen Stoffen werden können. Durch ihre Ausbreitung gefährden sie auch schwache, kranke und leicht sensibilisierbare Menschen. Sie gefährden darüber hinaus schwangere Frauen und mit Muttermilch ernährte Säuglinge, also Menschengruppen, die so ohne weiteres gar nicht an Arbeitsstätten kommen, wo eine Belastung durch gefährliche Arbeitsstoffe möglich ist.
Zu den Umweltallergenen gehören naturgemäß mehr die kontaktallergienauslösenden Chemikalien. Tabelle III gibt eine Übersicht.
Es stellt sich die Frage, ob es Möglichkeiten zur Systematisierung der Umwelt (Arbeitsstoff-)Allergene auch nach chemischen Gesichtspunkten gibt. Das hätte den Vorteil, daß bei der Synthese

Tabelle III: Auswahl kontaktallergienauslösender Chemikalien (Modifiziert nach Hannuksela 1989)

Azofarbstoffe	Kolophonium
Chlorkresole	Natriumsilikate
Epoxy-Harze	p-Phenylendiamin
Ethylendiamin	Perubalsam
Fettalkohole	Phenolhydrazin
Formaldehyd	Phthalsäureanhydrid
Kobaltchlorid	Sorbital-Monolaureat
u. a. Buntmetalle	Thiram (Pestizid)

und Produktion neuer Chemikalien eine Voraussage über allergene Wirksamkeit möglich wäre. In sehr eingeschränktem Maße kann die *Struktur-Wirkungsanalyse* ein Ansatz in diese Richtung sein. Sie soll unter dem Vorbehalt, daß nicht der Eindruck des »Alles-Machbaren« erweckt wird, an dieser Stelle kurz angesprochen werden.

Struktur-Wirkungsanalyse
Wie sich zeigt, ist die Allergenität eng verknüpft mit der Aktivierung der Mediatorzellen und von ähnlich vielfältiger Komplexität, wie man es von der Krebsentstehung her schon kennt. Aus den sehr mühevollen Versuchen der Immunologen und Allergologen und den empirischen Studien der Mediziner lassen sich Struktur-Wirkungsanalysen für verschiedene Allergene und eine Einteilung in verschiedene Wirkungsgruppen vornehmen (Tab. IV).

Tabelle IV: Stoffe mit erhöhter (pseudo-)allergener Wirksamkeit

Metalle	wie Nickel, Chrom, Kobalt, Platin und Quecksilber
Oxide und Aldehyde	wie Formaldehyd
Phenyle	wie Chlorierte aromatische Kohlenwasserstoffe (siehe Pestizide)
Isocyanate	bei der Kunststoffherstellung (Polyurethane)
Alkaloide	Pflanzeninhaltsstoffe und Medikamente
Amine	wie Parabene (Lebensmittelzusätze)
Azo-Stoffe	wie Farbstoffe

Diese Wirkungen können primär aber auch andere als mastzellaktivierende Mechanismen beinhalten, z. B. »Kontaktallergien«, wie wir sie insbesondere bei Umweltallergenen oder Belastungen durch gefährliche Arbeitsstoffe beobachten. Auf diese Erscheinungsformen wurde in Kapitel 6 schon näher eingegangen.

Wie können aus Umweltchemikalien Umweltallergene entstehen?

Die Bildung antigener Strukturen - also höhermolekularer Stoffe wie allergene Eiweißstoffe - kann im Prinzip in vier Reaktionstypen eingeteilt werden. Ein kleiner Exkurs in die Chemie sei an dieser Stelle erlaubt.

Die vier chemischen Reaktionen, die zu Allergenen führen:

1. *Komplexbildung*
   z. B. durch chelatbildende Metalle wie Nickel, Kobalt, Chrom, Platin, Quecksilber
2. *Chemischer (elektrophiler) Angriff*
   z. B. durch Oxide, Aldehyde (wie Formaldehyd), Isocyanate, Acide, substituierte Phenole (bei Pestiziden), Alkaloide
3. *Radikalreaktionen*
   z. B. durch sauerstoffhaltige (Chinoide) Strukturen (bei Konservierungsmitteln), durch radioaktive Strahlung
4. *Fettlösende (lipophile) Mechanismen*
   z. B. durch Peptide und Lipoproteide, Phenole und aliphatische Seitenketten (Bei Denaturierung von Eiweißstoffen, z. B. bei Erhitzen, Abbau, Säure etc.)

Zu 1. Die bei Kontaktallergien (Typ IV) wirksamen Metalle wie Nickel, Chrom, Kobalt und Platin sind als *Komplexbildner* bekannt. Sie vermögen aromatische Seitenketten zu *Chelaten* zu verbinden, so daß hierdurch eine Strukturveränderung der Proteine bzw. Peptide hervorgerufen wird.

Zu 2. Die echte Veränderung der Proteine, ihre direkte Derivatisierung, erklärt der Chemiker in diesem Zusammenhang mit dem *elektrophilen* Angriff. So entstehen für den Organismus aus körpereigenen oft körperfremde Eiweißstoffe, die das Abwehrsystem als Antigen bzw. Allergen anerkennt und sich hiergegen sensibilisiert. (Langzeiteffekt)
Als allgemeines Reaktionsschema ist die folgende Reaktion zwi-

schen Eiweißstoff (Protein) und elektrophilem Partner (Ligand) zugrunde zu legen. Man nennt diesen elektrophilen Liganden dann auch das Hapten:

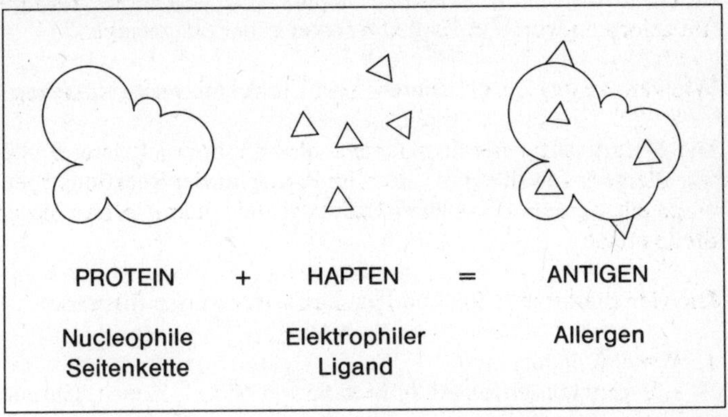

Zu 3. Bei den aromatischen Aminen erfolgt Oxidation nach Eintritt in die Haut bzw. Schleimhautschicht. So werden die *Parastoffe*, die in zahlreichen Nahrungsmitteln als allergene Additive enthalten sind, zu *chinoiden* Strukturen oxidiert. Bekanntermaßen sind chinoide Aromate stabilisierend für ungepaarte Elektronen (Radikale). Sie können auf diese Weise gut mit Proteinen oder sogar den das Erbmaterial tragenden Nukleinsäuren reagieren und sie verändern (Mutation).

Zu 4. Die Beobachtung, daß insbesondere lipophile, also gut fettlösliche Stoffe zu allergischen Reaktionen führen können, liegt wohl darin begründet, daß diese Substanzen die Fähigkeit besitzen, die Membranbarrieren der Körperzellen leicht zu durchdringen und damit überhaupt erst zur Wirksamkeit zu gelangen. Hier ist weniger die allgemeine Reaktivität schuld an der erhöhten Allergenität als die Beweglichkeit dieser Stoffe.

Erste Versuche der Standardisierung von Umweltallergenen erweisen sich als äußerst schwierig. Wenn überhaupt die Terminologie Allergen zulässig ist, dann könnte man das Molekulargewicht am ehesten einem Bereich von 10000 bis 70000 (Dalton) zuordnen – also dem unteren Molekularbereich von Eiweißstoffen.
Allergene besitzen darüber hinaus meistens nicht nur eine Aller-

genseite. Bei den o. a. Struktur-Wirkungsanalysen werden darüber hinaus die stärksten Reaktionen bei Gemischen von allergenen Komponenten gemessen, wie es bereits am Beispiel der Pilzallergene nach *Löwenstein* (1984) deutlich gemacht worden ist.
Ein in den letzten Jahren in der einschlägigen Literatur häufig genanntes Umwelt- bzw. Berufsallergen ist das Konservierungs- und Desinfektionsmittel Kathon^{R}. Chemisch handelt es sich um ein Gemisch von bioziden Thiazolonen, das je nach Land und Anwendung unter einem anderen Handelsnamen mehr arbeitsplatz- oder umweltbezogen erscheint. Kathon-Präparate zählen inzwischen zu den stärksten Kontaktallergenen überhaupt.

Faßt man zusammen, so erkennt man eine Vielfalt von Umweltallergenen, die ursächlich den Krankheitsverlauf mitbestimmen. Aus der Arbeitsmedizin sind eine Reihe von Stoffen mit sensibilisierender Wirkung bekannt, wobei die Verhältnisse am Arbeitsplatz nicht einfach auf die Umwelt übertragen werden können. Am Arbeitsplatz sind acht Stunden lang gesunde, erwachsene Personen betroffen, in der Umwelt dagegen alle Menschen rund um die Uhr: Kinder, Schwache, Kranke, Schwangere und stillende Mütter ...
Neben der Arbeitsmedizin entwickelt sich mehr und mehr die »Umweltmedizin« zu einem eigenständigen Fachgebiet. Für die betroffenen Menschen muß es Spezialisten geben, die Antwort geben können auf die sich ausbreitenden Umweltbelastungen und ihre krank machenden Langzeitwirkungen (Müller 1993).
Insbesondere mit der Verbreitung von Pestiziden wird beträchtliches Gefährdungspotential erzeugt, daß nicht nur über die Luftwege, sondern auch über die Nahrungskette allergiegefährdete Menschen belastet.

9. Ernährung und Allergien

Da die Ernährung den intensivsten Kontakt des Organismus mit der Außenwelt darstellt, wurde sie in den Mittelpunkt dieser Überlegungen gerückt.
In dem nun folgenden Kapitel sollen deshalb die verschiedenen Facetten ernährungsbedingter Allergien erläutert werden. Zusammen mit den theoretischen Ausführungen aus den vorangegangenen Abschnitten können bereits einige Rückschlüsse gezogen werden, die im folgenden durch Fallbeispiele belegt werden sollen.
Eines gilt als gesichert – Fehlernährung oder Schadstoffe in Nahrungsmitteln können unser Immunsystem in Unordnung bringen. Die verschiedenen Ursachen werden aber aufgrund derselben Krankheitsbilder oft außer acht gelassen. Zudem treten ernährungsbedingte Allergien regional sehr unterschiedlich auf.
Bei Nahrungsmittelallergien hängt die Häufigkeit der Erkrankungen im wesentlichen von den Eßgewohnheiten ab. So treten in Skandinavien die Fischallergie und in den USA die Maisallergie

Tabelle V: Frequenz der Nahrungsmittelgruppen bei ernährungsbedingten Allergien in Deutschland (BRD) und der Schweiz

Nahrungsmittel	% in der BRD	Schweiz
Kuhmilch	42	12,2
Hühnerei	33,2	12,9
Fisch	11	10
Zitrusfrüchte	4,5	2,5
Hülsenfrüchte	2,5	?
Pferdefleisch	1,5	?
Fleisch	1,3	6,9
Gemüse	1	42,7
Zwiebeln, Gewürze	1	5,7
Sonstiges (Nüsse, Schokolade, etc.)	2	7,2

(Modifiziert nach Werner 1974 und Hofer/Wüthrich 1985)

vermehrt auf. Tabelle V verdeutlicht die Unterschiede aufgrund der Ergebnisse zweier Arbeitsgruppen über die Frequenz der nahrungsmittelverursachten Allergien in Deutschland und der Schweiz. Eine Diskrepanz ist klar erkennbar - auch wenn mehr als zehn Jahre zwischen den beiden Veröffentlichungen liegen.
Zusätzlich wird in vielen Fallstudien von *Randolph* und *Moss* (1984) ein Zusammenhang zwischen der zunehmenden Umweltbelastung und allergischen Erkrankungen hergestellt, und diese auf Rückstände und Zusatzstoffe in Nahrungsmitteln zurückgeführt.
Wie im vorangegangenen Abschnitt festgestellt wurde, sind allergene Pestizidrückstände heute in fast allen Lebensmitteln enthalten. Auch soll noch einmal hervorgehoben werden, daß die Begriffe Allergie und Nahrungsmittelallergie deshalb nur schwer zu definieren sind.
Die amerikanischen klinischen Ökologen um *Randolph* fassen den Begriff Allergie wesentlich weiter, als es die Schulmediziner tun. Nach den klinischen Ökologen müssen Allergien meistens in einen Zusammenhang mit den belastenden Schadstoffen in der Ernährung gebracht werden. Dadurch erweitert sich definitionsgemäß das Feld der stofflichen Gesundheitsgefährdung.

In jedem Fall sollte klar voneinander unterschieden werden:

1. Die allergische Reaktion nach spezifischer Einwirkung eines oder mehrerer Lebensmittelinhaltsstoffe, die als echte Allergene im Nahrungsmittel dingfest gemacht werden können (Antigene).
2. Allergische oder pseudoallergische Reaktionen nach unspezifischer Einwirkung von Stoffen in Nahrungsmitteln - wie Rückstände und Zusatzmittel, biogene Amine wie Histamin und Serotonin, Noxen und Toxen wie organische Säuren, Oxalsäure, Sorbinsäure und Zitronensäure.

Im folgenden werden einige kurze Fallbeispiele aus dem eigenen Erfahrungshintergrund oder der Literatur vorgestellt.

Zu 1:
Nahrungsmittelinhaltsstoffe wirken sensibilisierend auf den menschlichen Organismus (Langzeitwirkung)

Nach den Prinzipien der Immunologie erkennt der Organismus z. B. allergene Eiweiße im Eiklar als Fremdstoff an, und entwickelt die Fähigkeit, spezifische Antikörper gegen das Allergen (z. B. Ovalbumin) zu produzieren - im Krankheitsfall und bei Allergikern in

überhöhtem Maße allergenspezifische Immunglobuline (Antikörper) der Klasse E (IgE). Ein Immunogen ist demgemäß ein höhermolekularer Stoff, wie es weiter oben ausführlich beschrieben worden ist. Dieser kann selbst oder mit Hilfe eines die Abwehr stimulierenden Präparates (sogenannte Adjuvantsemulsion) spezifische Antikörperbildung forcieren und den Immunapparat zur spezifischen Klonbildung (Vermehrung ein und derselben Zellen, die den Antikörper produzieren) anregen (Kapitel 4).
Kleine Moleküle wie Formaldehyd, Benzoesäure oder Aspirin, die im Zusammenhang mit Allergien immer genannt werden, vermögen selbst und alleine keine Sensibilisierung herbeizuführen! Diese kleinen Moleküle können nur durch Bindung mit körpereigenen Eiweißen zu Vollantigenen bzw. Allergenen werden (Kapitel 8).

Fallbeispiel:
Der 15jährige Bäckerlehrling entwickelt während seiner Lehre in der Backstube immer mehr das Krankheitsbild des Asthmatikers. Der serodiagnostische Nachweis spezifischer Antikörper gegen Weizen- Roggen- und Gerstenmehl ist positiv, aber negativ gegen Hafermehlextrakt (während seiner Lehre wurde noch kein Hafer verwendet - er konnte sich also dagegen auch nicht sensibilisieren - Anm. d. Verf.). Der Lehrling hat sich nach einem Jahr Lehrzeit gegen höhermolekulare Bestandteile der in der Backstube verarbeiteten Mehlsorten sensibilisiert.

Nahrungsmittel führen zu einer Sofortreaktion (Kurzzeitwirkung)

Durch die spezifische Wechselwirkung von Antigen (Allergen) und Antikörper werden sensibilisierte Mediatorzellen (Mastzellen) aktiviert, die dann die allergische Reaktion einleiten. Diese Reaktion kann sofort (Typ I: IgE-vermittelte Sofortreaktion), aber auch verzögert durch Mediatoren (verzögerter Typ I - keine Spätreaktion wie bei Typ IV!) eintreten. Sie wird durch sogenannte *Leukotriene* (z. B. SRS-A Slow reacting substance of anaphylaxis = langsam reagierende Substanz der Anaphylaxie) vermittelt.

Fallbeispiel:
Der Bäckerlehrling, der seine Lehre abgebrochen hat, reagiert immer häufiger beim Eintreten einer Bäckerei mit starkem Augentränen und Fließschnupfenanfällen. Der Fließschnupfen hält auch noch Stunden nach Besuch der Bäckerei an.

In der folgenden Nacht erleidet er dann morgens gegen vier Uhr einen starken, halbstündig andauernden Asthmaanfall.

Zu 2:
Unspezifische Reaktionen bei Nahrungsmittelgenuß

Es sind eine Reihe chemischer und physikalischer Wirkungen bekannt, die unspezifisch die Mediatorzellen zur Degranulation und damit zur Freisetzung der Faktoren - wie Histamin - veranlassen.

Fallbeispiel:
Nach einm kräftigen Schluck kalten Bieres kommt es zu heftig anfallartigem Druckgefühl und Schmerzen in der Magengegend bei einem 43jährigen Bauarbeiter. Er klagt noch Stunden danach über Sodbrennen und Übelkeit.

Oder die Nahrungsmittel selbst enthalten Histamin bzw. andere Mediatoren.

Fallbeispiel:
Bei einem 35jährigen Weinliebhaber treten nach Genuß bestimmter Weinsorten migräneartige Kopfschmerzen auf. Die Histamin-Analyse, mit der ein Labor beauftragt wird, ermittelt Werte im Mikrogrammbereich. (Achtung Weinliebhaber: In Käse sind bisweilen ebenfalls erhebliche Mengen Histamin enthalten!)

Durch Nahrungsmittelrückstände und -zusätze werden Allergien ausgelöst oder verstärkt

Pestizide - hier handelt es sich um eine Vielzahl von Stoffen, die, über die Nahrung aufgenommen, insbesondere im Kindesalter zu schweren pseudoallergischen Reaktionen führen, aber auch das Abwehrsystem insgesamt schwächen können.
So sind z. B. die chlorierten Kohlenwasserstoffe als eine besonders problematische Pestizidgruppe anzusehen, weil sie auf das lymphatische System, auf Gewebs- und Plasmazellen hemmend einwirken (siehe vorhergehenden Abschnitt).

Fallbeispiel:
Nach dem Seveso-Unglück 1976 in Italien erkrankten viele Kinder an Chlorakne und noch lange Zeit nach dem Werksunfall, bei dem besonders giftige polychlorierte Kohlenwasserstoffe freigesetzt wor-

den waren, konnten pseudoallergische Reaktionen der Haut und eine erhöhte Sensibilisierungsrate nachgewiesen werden.

Konservierungsmittel und Farbstoffe - bei diesen Stoffen handelt es sich meistens nicht um Allergene oder Antigene. Wie bereits gesagt, ist für Formaldehyd, Benzoesäure, Sorbinsäure, Ameisensäure etc. ausschlaggebend, daß Sekundärstoffe gebildet werden, die dann erst den höheren Organismus zu sensibilisieren vermögen.
Diese Stoffe üben darüber hinaus oft auch die unspezifische anaphylaktoide Wirkung auf Mediatorzellen aus, so daß sie im direkten Kontakt mit der Haut oder bei der Nahrungsaufnahme auf die Schleimhaut an den Blutgefäßen und Nervenendigungen einwirken können. Bei empfindlichen und kranken Menschen können dann diese Wirkungen besonders heftig eintreten - nicht nur lokal begrenzt, sondern am ganzen Körper wie bei Nesselfieber.
Patienten mit erhöhten Konzentrationen von basophilen Granulozyten im Blut sind hier besonders gefährdet.
In einem anderen Zusammenhang müssen Medikamente wie Anabolika, Tranquilizer und Antibiotika, die dem Tierfutter zugesetzt oder direkt den Tieren gespritzt werden, Erwähnung finden. Über die Fleischernährung aufgenommen, sind diese Medikamente besonders im kindlichen Organismus Auslöser schädlicher Wirkungen für das sich entwickelnde Immunsystem.
Bei den Farbstoffen ist Tartrazin der am häufigsten genannte Stoff mit allergener Unverträglichkeit. Leider kommt Tartrazin immer noch in sehr vielen Lebensmitteln vor, die auch von Kindern verzehrt werden.
In diese Kategorie gehören auch Aromastoffe, Antioxidantien sowie Stoffe aus Verpackungsmaterial und Schadstoffe in der Innenluft moderner Gebäude. Schadstoffe aus der Innenluft und Verpakkungsmaterial gelangen je nach stofflicher Zusammensetzung bei Lagerung und Transport in die Nahrungsmittel (carry-over).
Es gibt eine EG-einheitliche Kennzeichnung von Lebensmittelzusatzstoffen (»E-Liste«), auf die ausdrücklich hingewiesen wird (*Verbraucher-Zentrale Hamburg* neueste Auflage).

Fallstudie:
Randolph und *Moss* sowie *Mackarness* beschreiben in ihren Büchern eine Reihe von Fallbeispielen zur ernährungsbedingten Allergie nach Kontamination der Lebensmittel mit Chemikalien aus der Umwelt und am Arbeitsplatz. Obwohl - wie anfangs gesagt -

diese Autoren den Begriff Allergie sehr weit fassen, sei hier das Beispiel einer jungen Musiklehrerin angeführt:
Die Patientin erlitt trotz einer vom Arzt verschriebenen Diät bei Nahrungsaufnahme an ihrem Arbeitsplatz im Klassenzimmer verstärkt allergische Anfälle. Die Autoren führen nach langwieriger Untersuchung diese Reaktion auf Insektenspray und Lösungsmitteldämpfe aus Filzstiften zurück, die sie in dem Klassenzimmer bei einem Lokaltermin vorgefunden hatten.

Das Verdauungssystem im Kleinkindesalter

Auf diesen Komplex wurde bereits in Kapitel 7 eingegangen.
Die sich vielfältig entwickelnden Bakterien in der Schleimhaut sind selbst mit ihren Oberflächeneiweißstoffen als Allergene bzw. Antigene zu bewerten. Gelangen diese in die Blutbahn, erzeugen sie eine Immunantwort, deren Auswirkungen schwer vorhersehbar sind. Aus den Schleimhäuten sezerniert oder mit der Muttermilch aufgenommen, bieten Antikörper wie das Immunglobulin der Klasse A (IgA) einen gewissen Schutz.
Außerdem produzieren die Darmbakterien über ihren eigenen Stoffwechsel Sekundärstoffe und tragen damit zur möglichen Sensibilisierung bei. Verständlich ist, daß bei einer *Dysbiose,* das heißt einer krankmachenden veränderten Zusammensetzung der Darmflora, auch allergene Wirkungen eintreten können, die umgekehrt bei der *Eubiose* (gesunde Darmflora) entfallen würden.

Fallbeispiel:
Nach der Stuhlanalyse eines atopischen Neurodermitis-Kindes, einem dreijährigen Jungen, wurden zu niedrige pH-Werte sowie eine Reihe pathogener Fäulnisbakterien festgestellt. Die IgE-Werte sind stark erhöht: 3800 Einheiten - normal < 20 Einheiten.
Nach halbjähriger Diät - wenig Zucker, wenig Nahrungsmittel mit bekanntermaßen stark einwirkenden Zusatzstoffen und einer zusätzlichen Symbioselenkung bei täglicher Aufnahme von Bakterienkulturen mit dem Essen, zeigt sich eine eindeutige Verbesserung des Krankheitsbildes bei dem Jungen.

Mangel- und Fehlernährung verstärken indirekt die allergischen Erkrankungen

Es kann als gesichert angesehen werden, daß Mangel- und Fehlernährung das Immunsystem des höheren Organismus schwächen.

Die Anfälligkeit für Infektionserkrankungen wächst, insbesondere in Fällen von Vitamin A- und Vitamin B- (hervorzuheben ist Vit B1) sowie Vitamin C- , D- und E-Mangelsituationen.
Bei den Hungerkatastrophen in Äthiopien treten Lungenentzündungen und Magen-Darm-Infektionen epidemisch auf. Es konnte gezeigt werden, daß die für das Abwehrsystem so bedeutenden T-Lymphozyten, und hier insbesondere die T4-Helfer-Zellen, bei unterernährten Menschen reduziert sind sowie auch das sekretorische IgA, das bei Mangelernährung erniedrigt ist.
Eine Tatsache ist, daß ein Zusammenhang zwischen diesem IgA und allergischen Erkrankungen insbesondere im Kleinkindesalter besteht. Häufig sind Allergien im Kleinkindesalter mit Virusinfektionen assoziiert. Ist da das Immunsystem durcheinandergeraten? Es werden immer wieder Fälle beschrieben, wo Nahrungsmittelallergien erst nach Virusinfektion auftreten.

Fallbeispiel:

- Eine 22jährige Frau ohne familiäre Vorbelastung, die eine Schlankheitsdiät durchgeführt hatte, bekommt vier Wochen nach einem *Pfeiferschen Drüsenfieber* ein atopisches Ekzem. Die Symptome sind relativ stark - Angioödeme, Anschwellen des Mundes und des Gesichtes nach Genuß von Eiern, Kuhmilch und Käse. Der Gesamt-IgE-Spiegel verdoppelt sich innerhalb von Monaten. Der RAST (Radio-Allergo-Sorbent-Test zur Bestimmung spezifischer IgE) ist positiv auf Eier, Milcheiweiß sowie auf Tierhaare und -epithelien.
- Der Leidensweg des bereits erwähnten dreijährigen Jungen begann 15 Monate nach seiner Geburt mit einer Windpockeninfektion. Seit dieser Zeit hat sich der Junge nicht mehr von andauerndem Juckreiz mit periodischen Schüben Tag und Nacht erholen können. Die allergischen Anfälle verlaufen besonders schwer nach einer mehr als halbjährig durchgeführten Reduktionsdiät (ausgekochtes Fleisch, Weißbrot, Butter, Möhren), bei gleichzeitigem infektiösem Herpes oder unspezifischen Atemwegsinfektionen (Kapitel 2).

Aufgrund einer Stoffwechselstörung oder eines Enzymdefektes, d.h. angeborener Fehler eines Stoffwechselweges, kann die normale Ernährung auch zu einer Fehlernährung werden. Damit treten Nahrungsmittelintoleranzen oder -unverträglichkeiten auf, die allergische Erscheinungsformen auslösen können.
Fructose (Fruchtzucker)- und Disaccharid- sowie Protein-Intole-

ranzen wurden beobachtet. So wird die Gluten (Klebereiweiß in Getreide)-sensitive Enteropathie, die Zöliakie, mit Nahrungsmittelallergien in Verbindung gebracht.
Eine wesentliche Bedeutung scheint auch dem Stoffwechselweg aus der Fettsäuresynthese zu den für das Immunsystem so wichtigen Gewebshormonen (Prostaglandine) zuzukommen. Enzymdefekte der Schlüsselenzyme auf diesem Stoffwechselweg wurden beobachtet, der eine Hemmung der Umwandlung der ungesättigten Fettsäure (Cis-Linolensäure in Gamma-Linolensäure) bewirkt. Die Prostaglandine wiederum spielen eine bedeutende Rolle als Gewebshormone unter anderem bei der Membranstabilisierung an den Schleimhäuten wie aber auch bei der Aktivierung des lymphatischen Systems.

Fallbeispiel:
Ein 14jähriges Mädchen mit atopischer Neurodermitis konnte nach mehrmonatiger Behandlung mit dem Produkt der Gamma-6-Desaturase, der Gamma-Linolensäure, geheilt werden. (Efamol®)
Dieses Produkt wurde aus dem Extrakt der Gelben Nachtkerze, der zu einem hohen Prozentsatz - das ist einzigartig in der Pflanzenwelt - aus Gamma-Linolensäure besteht, hergestellt.

Hoffentlich sind die vielfältigen Möglichkeiten ernährungsbedingter Allergien in diesem Abschnitt den Lesern und Leserinnen deutlich geworden. Die außerordentliche Betroffenheit sollte durch die Fallbeispiele belegt werden. Da es noch an wissenschaftlich fundierten und systematischen Untersuchungen mangelt, wird an dieser Stelle auf eine weitergehende theoretische Diskussion verzichtet. Vielmehr soll jetzt auf ernährungsbezogene Therapiemöglichkeiten eingegangen werden.

10. Ernährungsbedingte Therapiemöglichkeiten

Die Ernährung spielt also eine entscheidende Rolle für den Allergieverlauf und bei der Allergiebehandlung. Dies ist in den vorausgegangenen Kapiteln deutlich geworden, und inzwischen ist diese Erkenntnis kaum noch umstritten. Hingegen mußten früher Betroffene bei ihren Ärzten oft Überzeugungsarbeit leisten, und auch von den Ernährungswissenschaftlern wurde bis vor einigen Jahren der Zusammenhang zwischen Hautekzemen und Ernährung abgestritten.

Wenn die Allergiker heute einen Zusammenhang zwischen ihrer Ernährungsweise und dem Krankheitsverlauf feststellen, wird nun doch mehr und mehr erkannt, daß »modernes Essen« (hochveredelte Fertigprodukte mit einer unübersehbaren Zahl an Zusatzstoffen) sich ungünstig oder verschlimmernd auswirkt. Obwohl anerkannte Allergologen diesen Zusammenhang leider oft noch bestreiten. Sie propagieren die »normale Hausmannskost«. Der Name erinnert an frühere Zeiten, vor 20, 30 oder mehr Jahren. Hausmannskost heute ist leider allzuoft hergestelltes Essen aus dem Fertigwarensortiment des Supermarktes.

Hilflosigkeit und Unsicherheit auf der einen Seite, intensive Forschung und Diskussion auf der anderen Seite. Das Reden über Nahrungsmittelallergien, Pseudoallergien und Unverträglichkeitsreaktionen führt zu einer mittlerweile unüberschaubaren Anzahl von empfohlenen Diätformen und Ernährungsweisen mit unzähligen Verbots- und Gebotslisten.

Für den Betroffenen besteht die große Gefahr, sich durch solche Verbotslisten verwirren zu lassen, und sich über längere Zeit hinweg einseitig und unvollständig zu ernähren.

Zumindest beim Kind können dadurch gefährliche Mangelerscheinungen auftreten. Wichtig für unseren Organismus, mit seinem hochentwickelten Immunsystem, ist ein vielfältiges Angebot an natürlichen Stoffen. Verbunden damit ist die Chance und die Gefahr, sich im Positiven wie im Negativen mit diesem allergenen Potential in der zugeführten Lebensmittelvielfalt auseinanderset-

zen zu müssen. Es gibt kein Wesen auf der Welt, das eine solche Stoffvielfalt verarbeiten kann, wie der Mensch. Der biologische Nachweis hierfür ist unser Immunsystem, das in der Natur einzigartig ist, gemessen an seinem hochverzweigten (differenzierten) Entwicklungsstand.
Ist es also richtig, dem Körper vorsichtshalber eine einfache, eintönige Nahrung zuzuführen? Oder sollte nicht auch dem übersensiblen Organismus mit einer vielfältigen vollwertigen Ernährung mit all ihren Reizstoffen immer wieder eine Chance gegeben werden?
In der Blickrichtung dieser Fragen wird in Tabelle VI ein Überblick der zur Zeit wichtigsten ernährungsbezogenen Therapiemöglichkeiten gegeben, mit dem Versuch einer Systematisierung unter dem Kriterium der Stoffvielfalt.

Tabelle VI: Ernährungsbezogene Allergiebehandlung

	Stoffvielfalt
Suchdiät	gering
Allergenarme Diät oder Reduktionsdiät	gering
Hypoallergene Diät	eher gering
Karenzdiät	eher gering
Rotationsdiät	eher groß
Passive Immunisierung	eher groß
Symbioselenkung	eher groß
Makrobiotik	groß
Vollwerternährung weitgehend aus biologischem Anbau	groß
Orale Hyposensibilisierung in der Vollwerternährung	groß

Suchdiät
Bei einer Suchdiät wird, wie der Name schon sagt, nach den allergieauslösenden oder unverträglichen Lebensmitteln gesucht.
Vor Beginn einer Suchdiät müßte konsequenterweise eine Fastenzeit eingehalten werden, die eine Verbesserung der Krankheitssymptome herbeiführen soll. Erst dann ist es sinnvoll, eine Suchdiät zu beginnen. Die Durchführung ist langwierig und kann sehr belastend sein. Der Organismus muß lange Zeit mit wenigem auskommen und wird geschwächt. Pro Tag darf nur ein Lebensmittel neu hinzugefügt werden; bei einer Reaktion muß wieder drei Tage

gewartet werden, bis der nächste Stoff ausprobiert werden darf. Oft kommt hinzu, daß keine eindeutigen Symptome auftreten oder nur sehr schwache. Spätestens dann wird die Suche meist mutlos aufgegeben. Eine konsequente Suchdiät zu Hause durchzuführen ist sehr schwer. Aber auch im Krankenhaus muß eine Durchführung in Frage gestellt werden, wegen des langen Zeitraumes, der dafür nötig ist. Während der Suchdiät darf keine andere Therapie durchgeführt werden, da sie das Ergebnis verwässern oder gar verfälschen würde.

Eine vereinfachte Suchdiät ohne vorheriges Fasten ist nur dann möglich und auch sinnvoll, wenn bereits ein bestimmter Verdacht auf höchstens eine Handvoll Lebensmittel vorliegt. Nach einer etwa zweiwöchigen Karenz- oder Weglaßdiät, während der die Verdachtslebensmittel vom Eßplan gestrichen werden, kann, nachdem eine Verbesserung der Symptome eingetreten ist, ein Provokationstest durchgeführt werden, das heißt, eines der weggelassenen Lebensmittel wird gegessen. Doch Vorsicht! Dieser Test sollte im Beisein eines Arztes durchgeführt werden, denn es kann eine sehr heftige Reaktion ausgelöst werden, so daß eventuell sogar eine sofortige medikamentöse Behandlung notwendig wird.

Natürlich gibt es viele andere Diagnosemöglichkeiten, Allergien auf Lebensmittel festzustellen (RAST, Hauttest, Muskeltest, Bioresonanzverfahren . . .), keine ist jedoch so aussagekräftig, aber auch so belastend wie der Provokationstest.

Allergenarme Diät oder Reduktionsdiät

Die Reduktionsdiät beinhaltet eine drastische Einschränkung des Nahrungsmittelangebotes. Zum Teil werden über einen längeren Zeitraum nur eine Handvoll Lebensmittel (Rindfleisch - mehrmals ausgekocht -, weiße Nudeln, weißes Brötchen, Butter, Möhren) erlaubt. Durch diese Verminderung (Reduktion) vieler - wohl möglich allergener - Stoffanteile, tritt in einigen Fällen eine Verbesserung der allergischen Symptome ein. Auf längere Sicht ist aber mit einer Verschlechterung des Gesundheitszustandes zu rechnen, da die Ernährungsqualität unzulässig herabgesetzt wird. Vitamine, Mineralstoffe, Spurenelemente und andere Vitalstoffe werden sehr unvollständig mittels Tabletten ersetzt. Diese Art der Ernährung soll über ein Jahr mit langsamer Steigerung der Stoffvielfalt durchgeführt werden. In diesem langen Zeitraum können bereits akute Mangelzustände eintreten. Das gilt besonders im Kindesalter, wo eine breite, häufig gegen viele Nahrungsstoffgruppen gerichtete mehr unspezifische Allergenität vorliegt.

»Hypoallergene« Diät (z.B. bei Säuglingsernährung)

Seit kurzem werden von der Lebensmittelindustrie auch hypoallergene Säuglingsnahrungsprodukte angeboten - und das mit viel Werbung, bunten Prospekten und wissenschaftlich erscheinenden Werbebeschreibungen. Im Grunde handelt es sich aber auch hier um eine Reduktionsdiät mit allen bereits genannten Nachteilen industrieller Formulierungen. Die Erkenntnisse und wissenschaftlichen Untersuchungen zur Säuglingsernährung und dem Allergierisiko bei kleinen Kindern sind noch sehr lückenhaft und gegensätzlich.

Karenzdiät

Bei eindeutiger Zuordnung zwischen Lebensmitteln und allergischen Symptomen ist es sinnvoll, für eine geraume Zeit das Lebensmittel zu meiden. Hierbei darf jedoch nicht schematisch vorgegangen werden. Zwei Beispiele sollen dies verdeutlichen. Liegt eine Allergie auf ein nicht unbedingt alltäglich vorkommendes Lebensmittel - wie Erdbeeren, Krabben oder Sellerie - vor, ist die Weglaßdiät leicht durchführbar. Liegt jedoch eine Allergie gegen ernährungsphysiologisch wichtige Grundlebensmittel - wie Milch, Kartoffeln oder Getreide - vor, so muß wohl überlegt werden, welche Komponenten dieser Lebensmittelgruppe wie lange weggelassen werden müssen und wie sie zu ersetzen sind.
Zum Beispiel Milch: Hier hat es sich in der Praxis gezeigt, daß meist nur einzelne Milchprodukte wie frische Vollmilch unerhitzt oder saure Joghurts gemieden werden müssen, während alle anderen vertragen werden. Nach etwa einem halben Jahr sollte immer wieder die Unverträglichkeit überprüft werden. Gut ist es, wenn die Milch und ihre Produkte wieder in kleinen Mengen - wenn auch nicht unbedingt täglich - vertragen und mit den Ersatzstoffen wie Soja-, Ziegen-, Schafsmilch abgewechselt werden.
Andernfalls können sich, wenn die Ersatzstoffe dann nur noch und in großen Mengen konsumiert werden, möglicherweise auch hier Allergien entwickeln.

Rotationsdiät

Eine Rotationsdiät hält allen Kriterien einer gesunden, alle wichtigen Bestandteile enthaltenden Ernährung stand, wenn die Zutaten nicht aus der heutigen Nahrungsmittelfertigproduktion genommen werden, sondern naturbelassen oder wenig be- und verarbeitet sind. Die Idee der Rotationsdiät ist nicht neu, sie ist aber in den letzten Jahren durch die klinischen Ökologen aktualisiert worden. In der

Literatur werden Speiseplanaufstellungen bis hin zu Vierwochenplänen angeboten. Die Rotationsdiät ist Suchdiät und Ernährungsbehandlung in einem. Nahrungsmittel werden in verwandte Gruppen eingeteilt und im 4-Tage-Rhythmus gewechselt - *Rotation.* Dies hat zur Folge, daß kein Lebensmittel den Körper unzulässig belastet, indem es Tag für Tag dem Organismus zugeführt wird. Bei Einhaltung eines Rotationsplanes können mehrere diagnostische Erkenntnisse und eine Verbesserung des Allergieleidens erwartet werden. Allerdings erfordert eine konsequente Durchführung der Rotationsdiät über einen längeren Zeitraum sehr viel Disziplin. Kleine Inkonsequenzen sind nicht erlaubt. Sehr empfehlenswert kann es sein, nur einige ausgewählte, für den Allergiker besonders problematische, Lebensmittel zu rotieren.

Passive Immunisierung durch Ernährung

Eine größere Rolle - insbesondere bei der Säuglings- und Kleinkindernährung - spielen Therapien, die man als passive Immunisierung bezeichnet. Hier bietet zum Beispiel die Muttermilch die Möglichkeit, dem noch nicht entwickelten Abwehrsystem des Säuglings durch Immunglobulinzufuhr zu helfen. Das, was schon über die Mutter an Abwehr (Antikörper) über das Nabelschnurblut übertragen wurde, baut sich zur Hälfte in 23 Tagen ab. Das ist die Halbwertzeit der wichtigsten Antikörper - den Immunglobulinen der Klasse G (IgG). Nach Abbau dieser Antikörper muß der Organismus also selbst produzieren oder Hilfe von außen bekommen - die passive Immunisierung.

Ähnlich positive Eigenschaften wie die Muttermilch besitzt sie Ziegenmilch in Form des für den menschlichen Organismus verwertbaren IgA. Über eine gewisse Zeit und in Maßen zu sich genommen ist Ziegenmilch hier empfehlenswert. Die individuellen Gegebenheiten und typischen Reaktionen der Patienten sind jedoch immer ausschlaggebend für die Ernährungsbehandlung. So wurde auch beobachtet, daß Allergiker, die sich gegen Kuhmilch sensibilisiert hatten, dann bei längerem Verzehr von Ziegenmilch auch hiergegen allergisch reagierten.

Symbioselenkung oder bakterielle Therapie

Eine weitere Therapieform ergibt sich aus der Beobachtung, daß Allergien bei Kindern häufig mit Dysbiosen (krankhafte Veränderung der Darmflora) einhergehen. Man kann diesem Umstand mit einer Symbioselenkung entgegenwirken.

Inwieweit der gezielte Einfluß durch Bakteriengaben und bestimmte

Diätformen eine Allergietherapie zulassen, ist noch nicht aufgeklärt worden.

Makrobiotik
Die makrobiotische Ernährung sei hier auch erwähnt; die Verfechter dieser fernöstlichen Ernährungsweise propagieren diese als eine gesundmachende Ernährungsform, so auch besonders geeignet für den Allergiker. Die Lebensmittel werden entsprechend ihrer Herkunft, Form, Konsistenz, Farbe, Geschmack und Geruch in *Yin* und *Yang* eingeteilt und können dann je nach ihrer Energienatur sinnvoll und gezielt in der Ernährung des Allergiekranken eingesetzt werden. Überspitzt formuliert werden die Lebensmittel als Heilmittel verwendet.
Es gibt viele positive und richtige Ansätze in der makrobiotischen Ernährung. Zum Beispiel werden stark verarbeitete und veränderte Fertigprodukte - wie Zucker, gefärbte und konservierte Lebensmittel und Limonaden - weitgehend abgelehnt, während ein überwiegender Verzehr von Obst und Gemüse empfohlen wird. Jedoch werden auch viele fernöstliche Zutaten empfohlen, die uns, unserem Organismus, in unseren Breitengraden sehr fremd sind. Eine aus ökonomischen, ökologischen und gesundheitlichen Gründen gewachsene Forderung, saisonale und regionale Produkte zu bevorzugen, wird hier nicht erfüllt. Bedenklich ist die gewünschte geringe Flüssigkeitszufuhr.

Vollwerternährung, weitgehend aus biologischem Anbau
Die Vollwerternährung aus biologischem Anbau wird im nächsten Kapitel näher erläutert. An dieser Stelle sei gesagt, daß die stoffliche Vielfalt bei der vollwertigen Ernährung (Vollwerternährung) mit ihren zweifelsohne auch vermehrt vorhandenen natürlichen Allergenen in ihrer günstigen Gesamtwirkung im Endeffekt einer künstlichen, allergenarmen Ernährungsweise vorzuziehen ist. Die Stoffvielfalt der Vollwerternährung bietet beides. Einerseits das Risiko, zu viele Allergene aufzunehmen, andererseits die Chance eines vielfältigen gesunden Nahrungsangebotes. Der Organismus kann in beiden Richtungen reagieren, sich einerseits sensibilisieren und sich andererseits aber auch desensibilisieren. Beispiele hierzu sind im folgenden Kapitel zu finden.

Orale Hyposensibilisierung bei vollwertiger Ernährung
Die vom Arzt verordnete Hyposensibilisierung bei Nahrungsmittelallergien, z.B. bei Kuhmilchallergien durch täglich gesteigerte

Aufnahme der Milch, hat sich noch nicht so sehr durchsetzen können.
Hier schließt sich aber der Kreis der möglichst natürlichen eigenständigen Entwicklung des Abwehrsystems durch die Zufuhr natürlicher Nahrungsmittel, die die Chance haben, daß sich der Organismus, wenn nötig selbst hyposensibilisiert.

Zusammenfassend kann festgestellt werden: Die *Vollwerternährung* bietet die Möglichkeit auf natürliche Art durch große Anteile naturbelassener vitaler Inhaltsstoffe, nicht nur eine Sensibilisierung, sondern auch eine Hyposensibilisierung im Wechselspiel zwischen Wirkung und Gegenwirkung im Abwehrsystem zu provozieren. Kraft und Gegenkraft neutralisieren sich und gewähren das natürliche Gleichgewicht.
Richtig verstanden, ist das auch die Philosophie der klinischen Ökologen und die Grundlage zur biologischen ökologischen Therapie bei allergischen Erkrankungen.

11. Kontrolliert dynamische Vollwerternährung

In unserem ganzheitlichen Therapiekonzept ist die Ernährung ein Mosaikstein, der in sich abgerundet, alles bedenkend und doch harmonisch, sprich ganzheitlich, sein muß.
Grundlage einer solchen »ganzheitlichen Ernährungsweise« ist eine gesunde, abwechslungsreiche, vollwertige Ernährung, die für den Allergiker gezielt und kontrolliert modifiziert wird. Dem Betroffenen muß auf der Grundlage der vollwertigen Ernährung der Umgang mit seinen jeweiligen individuellen »Unverträglichkeiten« ermöglicht werden. Hier knüpft die von uns entwickelte Idee der kontrollierten Dynamik bei der Lebensmittelaufnahme an.

Im folgenden Abschnitt werden zunächst die Kriterien für eine vollwertige Ernährung genannt:
Die Lebensmittel bleiben so natürlich wie möglich, der Verarbeitungsgrad so gering wie nötig.
Die ganze Pflanze ist in ihrer Zusammensetzung harmonisch. Wird nur ein Teil einer Pflanze verwendet, was bei der Nahrungsaufnahme des Menschen üblich ist, so ist die Vollkommenheit der Zusammensetzung schon durchbrochen. Sehr günstig, das heißt vielfältig und hochwertig zusammengesetzt, sind die Teile einer Pflanze, aus denen wieder neues Leben entstehen kann, beispielsweise Nüsse, Samen, Körner oder noch besser, wenn sie aus ihrem Ruhezustand heraus wieder aktiv werden, wie die Keimlinge. Die anderen pflanzlichen Lebensmittel, sei es die Möhre (Wurzel), der Kopfsalat (Blätter) oder die Gurke (Frucht), sind immer Teile einer Pflanze und sollten zur Gestaltung eines ausgeglichenen Speiseplanes kombiniert werden. (Rohkostteller mit Möhren, Blattsalat, Gurken) Weiter unten in der Vielfaltskala stehen die Lebensmittel, die nur noch Teil eines Teiles sind, wie Apfelmus, Ahornsirup oder auch kaltgepreßtes Pflanzenöl.
Werden diese Teilnahrungsmittel dann noch industriell be- und verarbeitet und mit chemischen Zusatzstoffen behandelt und »verschönt«, entstehen die Nahrungsmittel, deren natürlicher Ursprung

weder geschmacklich noch durch den Geruch und schon gar nicht mehr fürs Auge erkennbar ist. Dazu gehören weißer Zucker, Auszugsmehl, Fertigkuchenmischungen, Soßenpakete, Dessertpulver u.s.w. Leider sind fast ausschließlich diese Nahrungsmittel in den Regalen der Supermarktketten zu finden.
Lebensmittel, die zur jeweiligen Saison in der näheren Umgebung reif werden, werden bevorzugt mit in den Speiseplan aufgenommen. Diese Empfehlung der Bevorzugung der saisonalen, regionalen Lebensmittel ist für den Allergiker wesentlich (siehe unten).
Die Lebensmittel sollen möglichst aus biologischem Anbau stammen, um eine Aufnahme schädlicher Stoffe aus der modernen Landwirtschaft zu reduzieren.
Pflanzliche Lebensmittel aus biologischem Anbau enthalten zum Beispiel weniger Pestizide und weniger Nitrat, dafür aber mehr Geschmack und Geruch, also mehr Aroma als konventionell angebaute; tierische Produkte vom Bio-Bauernhof sind weitgehend frei von zugesetzten künstlichen Hormonen, von Antibiotika und Beruhigungsmitteln. Ob diese Stoffe nun erwiesenermaßen oder nicht Pseudoallergien auslösen - ein empfindlicher Organismus sollte sich damit nicht unnötig belasten.
Beim Kauf einzelner Lebensmittel direkt vom Erzeugerhof kann die Qualität der Produkte besser überprüft werden. Ideal ist es zum Beispiel gerade für den Fleischeinkauf, wenn man sich persönlich überzeugen kann, daß die Pute, das Huhn oder das Schwein oder Rind bodenständig gehalten und gefüttert werden. Das gleiche trifft auch für die pflanzlichen Produkte zu. Beim Einkauf im Naturkostladen sollte immer die Möglichkeit bestehen, die Produktionsmethode des Erzeugers und den Verarbeitungsweg bis hin zum Produkt im Regal des Naturkostladens zu hinterfragen.
Eine Rangfolge der Lebensmittel bei der Speiseplangestaltung sollte sich immer an folgendem orientieren: Getreide und Gemüse stehen an oberster Stelle, gefolgt von kleineren Mengen Obst, naturbelassenen Fetten, Nüssen, Samen und Milchprodukten. Ei, Fisch und Fleisch werden nur mäßig (1–2mal wöchentlich) verzehrt. Soweit verträglich, wird zirka die Hälfte der Lebensmittel in rohem Zustand verspeist.

Empfohlene Lebensmittel:
Getreide aus vollem Korn
Gemüse
Kartoffeln
Hülsenfrüchte

Obst
Milch und Milchprodukte
Butter oder ungehärtete Margarine
naturbelassenes Pflanzenöl
Nüsse, Samen
Kräuter-, Früchtetee
Kräuter

Nicht sehr häufig, aber empfehlenswert
Eier
Fleisch
Fisch
Honig, Ahorn- oder anderen Sirup

Nicht zu empfehlen
Zucker
Wurst
Auszugsmehl und Auszugsmehlprodukte
Fertigprodukte (z.B. komplett fertige Mittagmenüs, Fruchtmilchproduktzubereitungen oder Trockenprodukte, aus denen mit Wasser versetzt Klöße, Kuchen oder Desserts entstehen).

Was bedeutet eine vollwertige Ernährung für den/die Allergiker/in?

Bei weitgehender Berücksichtigung der oben genannten Kriterien entfallen alle Probleme und Unverträglichkeiten, die im Zusammenhang mit den sogenannten Lebensmittelzusatzstoffen auftreten. Langwierige und aufwendige Tests, ob der Konservierungsstoff Benzoesäure oder der Farbstoff Tartrazin die pseudoallergische Reaktion auslöst, werden überflüssig. Leider ist es in vielen Allergiekliniken immer noch die tägliche Praxis, die Patienten wochenlang durch Karenz und anschließende Provokation auf die oben genannten Zusatzstoffe zu testen.
Die abwechslungsreiche, harmonisch kombinierte vollwertige Ernährung mit Produkten aus dem biologischen Landbau bietet durch ihre hohen Anteile naturbelassener vitaler Inhaltsstoffe eine große Chance, den Organismus zu stärken. Nicht nur das Abwehrsystem, sondern auch das Verdauungssystem, Kreislauf, Herz sowie andere Organe.
Das Ernährungsproblem Nr. 1 »zu süß, zu fett, zu salzig« entfällt bei einer ausgewogenen Lebensmittelaufnahme. Besonders das Pro-

blem »zu süß« ist für Allergiekranke, oft im wahrsten Sinne des Wortes, ausschlaggebend. Immer häufiger wird von den Betroffenen ein Zusammenhang zwischen Zuckerkonsum und allergischen Symptomen festgestellt. Bei Vermeidung des Zuckers einschließlich starker Reduzierung aller Süßungsmittel, auch Honig, tritt in vielen Fällen eine spürbare Besserung ein.
Die Zusammensetzung der Darmbakterien schwankt mit dem Zuckerkonsum. Wie wir gesehen haben, können pathogene (krankmachende) Keime durch einen hohen Zuckerkonsum die Oberhand gewinnen und die gewünschten Bakterien im Darm unterdrücken. Bei sehr ausgeprägter Dysbiose (Unausgewogenheit der Darmbakterienzusammensetzung) ist neben Meidung des Zuckers auch eine gezielte Symbioselenkung notwendig. Vielfach reicht aber auch die Ernährungsumstellung. Neben der stark eingeschränkten Zuckerzufuhr bietet die vollwertige Ernährung einen hohen Anteil an Rohfasern. Diese Rohfasern (früher Ballaststoffe, weil sie fälschlicherweise als unnützer Ballast in der Nahrung angesehen wurden) sind für eine gesunde Darmfunktion unabdingbar.

Die kontrollierte Dynamik in der vollwertigen Ernährung

Wie kann der Allergiker mit seinen individuellen Unverträglichkeiten umgehen, nachdem er einen großen Teil der belastenden Lebensmittelzusatzstoffe, -inhaltsstoffe und -chemikalien durch Umstellung auf vollwertige Ernährung über Bord geworfen hat?
Die Möglichkeit einer kontrollierten dynamischen Aufnahme des kritischen Lebensmittels bietet sich an. Voraussetzung ist, einen weitgehend symptomfreien Zustand zu erreichen (siehe unser Behandlungskonzept in Kapitel 16). Lebensmittel, die durch praktische Erfahrungen, durch Labor-, Haut- oder andere Tests in den Verdacht geraten sind, Allergien auszulösen, werden zunächst eine Woche aus dem Speiseplan gestrichen. Anschließend wird eine sich etwa über drei Wochen erstreckende »orale Hyposensibilisierung« durchgeführt. Diese orale Hyposensibilisierung ist eine in den Speiseplan eingebaute tägliche Konzentrationssteigerung eines Lebensmittels; beginnend bei geringsten Spuren wird zum Ende eine vernünftige Menge, wie beispielsweise ein Ei oder ein Glas Milch, verzehrt. Tägliche Beobachtung und Überprüfung etwaiger Symptome laufen parallel. Die Endmenge wird in der Regel weiterhin vertragen. Bei Eiern darf der Zeitraum der Karenz nicht zu groß werden.
Das Erreichen dieser Wiederverträglichkeit ist aus mehreren Grün-

den sehr wünschenswert. Das Weglassen eines wichtigen Grundlebensmittels auf lange Zeit kann Mangelzustände hervorrufen. Aber auch ein anderer Grund sollte beachtet werden. Bei ausgeprägter Eiallergie zum Beispiel besteht eine ständige Angst auch vor dem versteckten Ei in Mischlebensmitteln wie Kuchen, Pudding, Nudeln und vielen anderen. Diese Angst kann so verunsichern, daß alles, was in den Mund gesteckt wird, in Frage gestellt wird. Nichts wird mehr vorbehaltlos genossen. Wie schön ist nach der oralen Hyposensibilisierung das Gefühl: Jetzt kann ich bedenkenlos auch mal in einen Vollkornkuchen mit Ei beißen oder einmal in der Woche gar eine Mittagsmahlzeit in Form eines Pfannkuchens verzehren (siehe auch Kapitel 12 und 13).

Eine weitere natürliche Variante der langsamen Steigerung einer Lebensmittelaufnahme ist gewährleistet, wenn die Empfehlung der saisonalen, regionalen Lebensmittelauswahl kontrolliert befolgt wird. Das Obst- und Gemüseangebot aus dem eigenen Garten oder auf dem regionalen Wochenmarkt eignet sich hervorragend dafür. Die Pflanzen fangen zunächst langsam an, reif zu werden. Zu Beginn ist eine Karotte groß genug, man verspeist sie mit Genuß, jeder darf einmal beißen. Nach zwei, drei Tagen sind bereits mehrere reif, jeder erhält eine halbe Karotte; schließlich eine ganze, dann zwei, bis eine komplette Karottenmahlzeit zubereitet werden kann. Genauso verhält es sich mit den ersten roten Kirschen oder Erdbeeren. Saisonal bedeutet eine langsame Steigerung der Lebensmittelaufnahme. Während der vollen Reifezeit handelt es sich um ein bezüglich Aroma, Geruch, Geschmack, Konsistenz, Farbe und Inhaltsstoffen optimal zusammengesetztes Lebensmittel. Schließlich ist es nicht mehr so reichlich vorhanden, man ißt immer weniger und dann nichts mehr davon. Das Lebensmittel wird nun über einige Monate hinweg nicht gegessen. In einer solchen saisonalen Ernährungsweise steckt eine natürliche biologische Dynamik. In manchen Fällen kann eine solche Dynamik bewußt herbeigeführt werden.

Es ist sogar bei spezifischer Pollenallergie der Versuch unternommen worden, Honig, den die Bienen während der kritischen Pollenzeit in der heimatlichen Umgebung gesammelt hatten, im darauffolgenden Winter in steigenden Mengen zu sich zu nehmen. Kommt dann der große Pollenansturm, kann er im gegebenen Fall besser bewältigt werden.

Leider spielt sich noch viel zu häufig das andere Extrem der Lebensmittelaufnahme ab. Nach langer Abstinenz wird auf einmal, weil es der Supermarkt gerade anbietet, ein Pfund Erdbeeren oder

Mandarinen gegessen. Dies kann einen sensiblen Körper so stark belasten, daß es zum Ausbruch von Symptomen kommt.
Ebenso ungünstig ist eine täglich gleichbleibende, da heutzutage das ganze Jahr verfügbare, Zufuhr von beispielsweise Tomaten oder Bananen.
Bei regionalen Lebensmitteln, die von Natur aus, weil gut lagerfähig, fast das ganze Jahr über verfügbar sind, muß eine künstlich kontrollierte Dynamik in die Speisefolge eingeplant werden, etwa in der Art der Rotationsdiät. Gerade das Grundlebensmittel Getreide gehört zu den immer verfügbaren. Bei vorliegender Sensibilität auf eine oder mehrere Getreidearten sollte nach oraler Hyposensibilisierung ein 4-Tage-Rhythmus eingehalten werden.
Alle hier genannten Modelle, die vollwertige Ernährung kontrolliert dynamisch zu gestalten, bringen uns dem Ziel näher, daß der Organismus und besonders auch der allergiekranke Organismus erfolgreich eine ständige, bewußt herbeigeführte und weitgehend kontrollierte Auseinandersetzung mit den vielfältigen natürlichen Allergenen führt.
In einer kürzlich mit allergischen Kindern durchgeführten Einjahresstudie haben wir die »Probe aufs Exempel« gemacht: Zusammen mit Ärzten und Oecotrophologen wurde über ein Jahr in einigen Familien vollwertige Ernährung eingeführt und der Verlauf allergischer Symptome untersucht. Über die Ergebnisse soll im folgenden berichtet werden.

Einjahresstudie mit allergischen Kindern

Zwölf Familien mit allergischen Kindern waren bereit, an einer Einjahresstudie, in der herausgefunden werden sollte, ob und inwieweit die Ernährung den Schweregrad und den Verlauf der Erkrankung beeinflußt, teilzunehmen.
Es wurde eine Vollwertkost als Ernährungsform gewählt, die – definiertermaßen möglichst naturbelassen und vegetarisch – sich auf vielfältige und schadstoffarme Lebensmittelrohstoffe aufbaut. Über ein Jahr lang wurde in den Patientenfamilien eine kontrollierte Vollwerternährung durchgeführt und protokolliert.
Der behandelnde Hautarzt hatte Kinder zwischen zwei und zehn Jahren ausgewählt, die alle die typischen Merkmale eines atopischen Ekzems aufwiesen. Die Hälfte dieser Gruppe war bereit, zumindest für ein Jahr Vollwerternährung anzuwenden.
Zwei Ärzte übernahmen den medizinischen Teil der Untersuchung,

einschließlich viermaliger Blutabnahmen sowie die Allergieanamnesen. Die Vollwerternährungsgruppe wurde kontinuierlich bei der Erstellung der Speisepläne betreut, und es wurden zu Anfang Kochkurse und Fortbildungsveranstaltungen angeboten. Im Labor bei Professor *Ringel* in Aachen wurden differenzierte Lymphozytenanalysen und in den eigenen Labors die übrigen Blut- und Antikörperbestimmungen erstellt.
Die Blutabnahmen gestalteten sich einfacher als erwartet. Die Kinder waren zumeist sehr bereitwillig.
Zu Beginn und nach Beendigung des Untersuchungszeitraumes wurden Fragebogenaktionen zur Ernährungs- und Allergieanamnese durchgeführt.

Die wichtigsten Ergebnisse

1. Der Schweregrad der Allergien ist bei der Gruppe, die sich vollwertig ernährte, im Durchschnitt deutlich niedriger, während er bei der Kontrollgruppe nach dem Untersuchungszeitraum gleichgeblieben ist. Im Verlauf des Jahres 1987 wurde bei der Vollwerternährungsgruppe (Versuchsgruppe) anfangs zwar ein Ansteigen der allergischen Beschwerden beobachtet – umgekehrt war der Verlauf bei der Kontrollgruppe, die sich weiterhin konventionell ernährte. Zum Winter 87/88 besserte sich der Zustand der Versuchsgruppe merklich im Gegensatz zu der Kontrollgruppe.
   Letztere litt erheblich mehr an den saisonal bedingten Komplikationen (Nebel, Kälte, fehlende Sonneneinwirkung) als die Versuchsgruppe.

2. Auch der Hautzustand besserte sich bei der Versuchsgruppe im Jahr 1987 deutlich im Vergleich zur Kontrollgruppe. Der Verlauf ist ähnlich dem des Schweregrades. Verbesserungen des Hautzustandes wurden in erster Linie am Hals und an den Beinen, weniger im Gesicht, an den Armen und am Rumpf festgestellt.

3. Bei den Blutwerten konnten keine signifikanten Unterschiede in den IgE-Konzentrationen ermittelt werden. Anders die Lymphozyten. Bei der Versuchsgruppe nahmen mit dem Schweregrad der Symptome auch die Werte der T-Helfer-Lymphozyten (genauer: T-Helfer/T-Suppressor-Lymphozyten) ab. Im Gegensatz zu der Kontrollgruppe, wo keine Unterschiede beobachtet wurden.

Die Akzeptanz der Vollwerternährung war bei allen Patientenfamilien und deren Angehörigen nahezu vollständig vorhanden. Alle Familien behielten nach dem Untersuchungszeitraum die vollwertige Ernährung weiter bei. Von der Mehrzahl wird die Vollwerternährung als teurer, zumindest als genauso teuer wie die konventionelle Ernährung angesehen.
Zusammenfassend kann man sagen, daß die vorliegende Studie die Vermutung untermauert, daß eine vollwertige Ernährung - im Sinne einer gesunden vielfältigen und naturbelassenen Kostform - zu einer Verbesserung des Krankheitszustandes bei allergiekranken Kindern führt. Weitere Studien mit größeren Patientengruppen sind notwendig, um endgültige Klärungen zur Einwirkung bestimmter Ernährungsfaktoren auf das Immunsystem zu gewinnen.

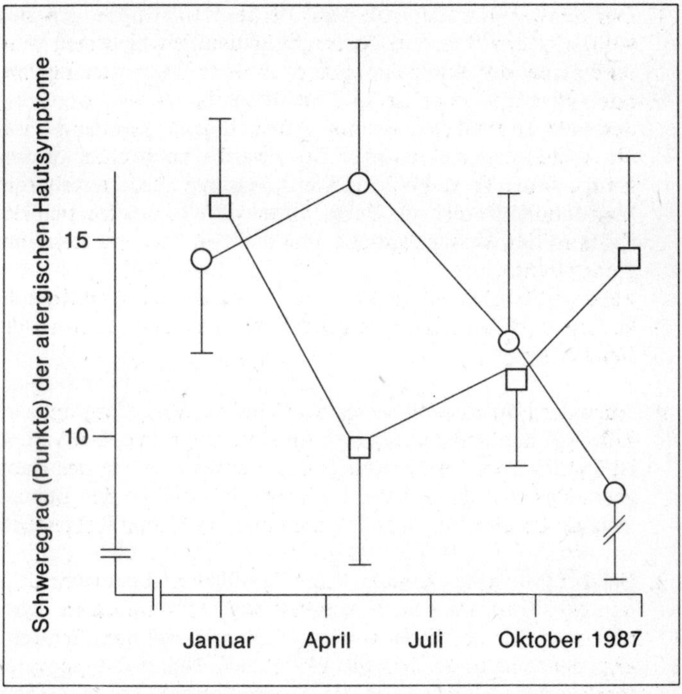

Abbildung 6: Verlauf des Schweregrades allergischer Erkrankungen bei Kindern während eines Jahres Vollwerternährung (Diel 1989)

12. Psyche und Allergien

In den vorangegangenen Kapiteln werden die Einflüsse von Umweltfaktoren und Ernährung auf Allergien und Therapiemöglichkeiten behandelt. Nun sollen im Rahmen der ganzheitlichen Betrachtungsweise die Wechselwirkungen zwischen Psyche und Allergien näher beleuchtet werden. Die Existenzweise des Menschen ist ein dynamisches Geschehen ineinandergreifender Beziehungen von Körperlichkeit, Geist und Gefühlen. So gibt es überzeugende wissenschaftliche Beweise für die Verflechtung psychosozialer, neurophysiologischer und immunologischer Vorgänge. Eine ganze Reihe von Wissenschaftlern hat sich um dieses Thema bemüht, wobei die Ergebnisse recht widersprüchlich ausgefallen sind. Aber die Existenz wunderlicher, überzogener Deutungen aus »berufenem Munde« gibt keinen Anlaß, dieses Thema unter den Tisch fallen zu lassen. Die Auffassung von der Wechselwirkung zwischen Körper und Psyche ist nicht neu, ihre Wurzeln liegen bereits in sehr alten philosophischen Gedanken. Auf dem Weg zur Psychosomatik der Neuzeit finden sich solche Namen wie *Freud, Selye* und *Alexander.*

Nach Meinung einzelner psychosomatischer Schulen, besonders nach dem 2. Weltkrieg in den USA, galten exakt sieben Krankheiten als psychosomatisch, unter ihnen Bronchialasthma und Neurodermitis. Dabei lautete die Hypothese, daß jede der sieben Störungen eine bestimmte, voneinander unterschiedene seelische Konfiguration besitzen würde.

Alexander ging davon aus, daß man jeder spezifischen emotionalen Konfliktsituation eine psychosomatische Affektion zuordnen könne, jedem Konflikt also seine zugehörige Körperstörung. Eine Vielzahl von Wissenschaftlern mühte sich, die Allergikerpersönlichkeit zu finden bzw. zu definieren. Doch auch hier waren die Resultate mehr als fragwürdig.

Einem Geschehen, welches so multifaktoriell verursacht und bestimmt wird wie die Allergie, wird man nun einmal nicht gerecht durch Verallgemeinerungen und Verabsolutierungen. So gibt es

zum Beispiel Theorien, die die Pauschalaussage treffen, Asthma spreche generell für eine gestörte Familienbeziehung, einige Autoren konkretisieren dies noch in der Floskel, Asthma sei der »Schrei nach der Mutter« oder ein Protest gegen die Mutter. Ein Teil der mehr psychoanalytisch orientierten Konzepte stellt Sexualkonflikte als verursachende Faktoren bei Allergien in den Mittelpunkt. Andere Autoren beschreiben »die« Asthmatikerpersönlichkeit, allerdings mit widersprüchlichen Ergebnissen. In der Literatur sind Auffassungen zu finden, die die Asthmatiker pauschal in die Gruppe der Neurotiker einordnen und außerdem spezifische Persönlichkeitsstrukturen herausarbeiten. Meistens werden die Asthmatiker als ängstliche Menschen geschildert, als aggressiv gehemmt, d. h., sie würden ihre Aggressionen generell nicht äußern können oder auch nur teilweise erleben und dies als Friedfertigkeit rationalisieren usw. ... Selbst, wenn durch Testmethoden statistisch gewisse Persönlichkeitszüge gehäuft gefunden werden, ist die Schlußfolgerung unzulässig, daß diese Merkmale schon vor Ausbruch der Erkrankung (prämorbid) bestanden. Es liegt nahe, daß allergiebetroffene Menschen bei einem ausgeprägten Schweregrad ihrer Erkrankung in gewisser Art und Weise geprägt werden können.
Es kommt darauf an, sich auf den Einzelfall zu konzentrieren und festzustellen, welche Komponenten in bezug auf einen bestimmten Patienten bei der allergischen Erkrankung eine Rolle spielen und wie diese voneinander abhängig sind. Dabei können die Qualität und die Quantität der psychischen Anteile von Patient/in zu Patient/in und von Allergieanfall zu Allergieanfall durchaus verschieden sein. Es geht nicht darum, zu streiten, ob die Allergien nun hauptsächlich auf Umweltbelastungen, genetische Defekte oder psychische Umstände rückführbar sind, sondern den Menschen in seiner biopsychosozialen Einheit zu sehen. Es geht darum, endlich die Trennung zwischen Leib und Seele, zwischen Stofflichem und Psychischem zu überwinden.
Es gilt zu berücksichtigen, daß das Immunsystem des Menschen, der unter krankmachendem psychosozialem Druck steht und auch noch in einer teilweise stofflich stark belasteten Umwelt lebt, leichter aus dem Konzept zu bringen ist. Dazu kommt die Belastung der Nahrungsmittel mit allergiefördernden Stoffen.
Ebenso kann das psychische Erleben der Umweltbelastung zu Resignation und Depression führen. Allergiker, denen diese Zusammenhänge bewußt sind, können schneller verzweifeln angesichts ihrer Ohnmacht, etwas gegen die Umweltzerstörung, die letzten Endes auch ihr Leiden begünstigt, zu tun. Hier schließt sich wieder

ein Kreis - die Abwehrkräfte der Menschen werden noch schwächer durch Verzweiflung und das Verlieren der Hoffnung auf Besserung der Leiden. Bisweilen wird dieses Phänomen in abwertender Weise als »Öko-Syndrom« oder »klinisches Ökologie-Syndrom« abgetan.
Wiederum bedingen bestimmte gesellschaftliche Verhältnisse verschiedene psychosoziale Druckmechanismen, die Umweltbelastungen mit ihren krankmachenden Folgen herbeiführen. Beispiele ergeben sich aus möglichem Kompensationsverhalten auf diese psychosozialen Drucksituationen. Zwar ein Klischee, aber oft gelebt: Der frustrierte Mensch setzt sich in sein Auto und versucht, die Frustrationen im Geschwindigkeitsrausch abzubauen. Oder denken wir in unserer leistungsorientierten Gesellschaft (»Zeit ist Geld«) an die Art und Weise des Ernährungsverhaltens: *fast food* - ein Weg zu ungesunder Ernährung und Begünstigung des Abfallberges. Ein anderes Beispiel wäre der schnelle Griff zu Psychopharmaka - oder Arzneimitteln überhaupt - mit den möglichen negativen Folgen für die eigene Gesundheit und die Umwelt, jedoch den positiven Folgen für die Pharmaindustrie.
Insofern muß man sich bewußt sein, daß es sich bei den Allergien (wie auch bei den verschiedensten anderen Erkrankungen) um Kombinationswirkungen handelt, wobei die verschiedenen Ursachen ineinander übergehen und sich gegenseitig bedingen.

Unspezifische Auslösung der allergischen Reaktionen

Eine Allergie, die nur psychisch verursacht ist, gibt es sicherlich nicht. Die Voraussetzung für die Erkrankung ist die sogenannte Organdisposition, ein körperliches Entgegenkommen, im Falle der Allergie eine Hyperreagibilität des betroffenen Organs.
Dagegen können dieselben allergischen Reaktionen allein durch psychische Einflüsse unter Voraussetzung einer Hyperreagibilität ausgelöst werden, wie wir es als Folge der spezifischen Allergen (Antigen) Antikörper-Reaktion in den vorangegangenen Kapiteln kennengelernt haben. Dabei können die psychischen Konstellationen unterschiedlich sein und was sie vereint, ist das Vorhandensein affektiver Spannungszustände.
Im einzelnen sind das Angst, Aufregung, Ärger, Wut, die nicht ausreichend geäußert werden können, aufgrund der psychodynamischen Verhältnisse in und zwischen den einzelnen Menschen - Schreck, Schuldgefühle, Leistungsdruck, Angst vorm Versagen, Enttäuschung usw. Diese affektiven Spannungszustände führen durch

bestimmte, im einzelnen noch nicht gänzlich aufgeklärte biochemische Prozesse zur Freisetzung von Histamin und anderen Mediatoren.
Nachgewiesen sind auch die Einflüsse psychischen Stresses auf die für das Abwehrsystem so wichtigen in Kapitel 4 beschriebenen T-Lymphozyten.
Nach psychischen Einflüssen kann es sowohl zu Sofort- als auch zu Spätreaktionen kommen.
Zur Illustration seien ein paar Beispiele genannt:
Asthmaanfälle treten häufig gerade bei Kindern im Zusammenhang mit Leistungsdrucksituationen auf. Ein Kind bekam so regelmäßig Asthmaanfälle vor der Zeugnisabgabe zu Hause und jedesmal am Tag vor Schulbeginn nach den Ferien . . .
Viele Kinder schildern Atemnot im Zusammenhang mit drohenden Leistungsanforderungen oder Leistungskontrollen wie Klassenarbeiten oder Schulsport. Oft finden sich bei diesen Kindern ungünstige psychodynamische Konstellationen. Besonders betroffen sind solche Kinder, die nur Liebe von ihren Eltern erwarten können, wenn sie Leistungen erbringen können, bei denen sich der Mechanismus der Selbstachtung überstark aus der Leistungserbringung aufbaut. Diese Familiendynamik findet sich natürlich nicht zwangsläufig bei den Allergiebetroffenen. Wenn die körperliche Veranlagung zu Allergien vorhanden ist, können schon in »normalen« Belastungssituationen die Symptome verstärkt auftreten, dabei ist eine pathologische Familienstruktur keinesfalls eine notwendige Bedingung. Selbst der nicht zu Allergien neigende Mensch kann in Spannungssituationen einen Juckreiz empfinden, der ihn zum Kratzen verleitet. Damit einhergehender Schweißausbruch kann ebenfalls den Juckreiz auslösen oder verstärken. Wie schwer ist es für Neurodermitiker in einem ungünstigen ihn/sie überfordernden Milieu. Das Kratzen dient der Spannungsabfuhr.
Vielfach wird geäußert, Streß verstärke die Symptome wie Juckreiz und Hustenanfälle. Aussagen dieser Art genügen aber nicht für das Begreifen der komplexen Zusammenhänge. Streß allein muß nicht krank machen. Entscheidend ist, ob ein Mensch den jeweiligen Stressor kontrollieren kann oder nicht. Hierzu liegen auch Tierexperimente vor. Zwei Versuchsgruppen Ratten wurden unter verschiedenen Stressorbedingungen (Elektroschocks) mitogene Stoffe verabreicht. Mitogene sind Stoffe, die die Vermehrung der Lymphozyten stimulieren. Die eine Gruppe konnte die Elektroschocks kontrollieren – diese Ratten hatten gelernt, den Elektroschockgenerator auszustellen – die anderen nicht. Bei den Ratten, die

den Elektroschock kontrollieren konnten, vermehrten sich die T-Lymphozyten in der gleichen Weise wie es bei unbelasteten Ratten der Fall ist. Bei der Gruppe der Ratten, die hilflos dem Elektroschockstreß ausgesetzt war, zeigte sich eine signifikant reduzierte Vermehrung (Proliferation) der T-Lymphozyten. Dies bedeutet eine Schwächung des Immunsystems.

Auch beim Menschen konnte als Reaktion auf akute über das »normale« Maß hinausgehende Belastungssituationen eine stark verminderte Aktivität der T-Zellen festgestellt werden. Bei Ehepartnern von Frauen, die an Krebs starben, wurde die T-Zellenproduktion untersucht. Kurz nach dem Tod ihrer Partnerinnen war ein starker Abfall der T-Lymphozyten meßbar. Besonders betroffen waren vor allem Personen, die sich schlecht mit dem Tod der Partnerin abfinden und sich psychisch wenig stabilisieren konnten.

»In einer Phase gestörter lymphozytärer Regulationsmechanismen könnte es leichter zu einer (normalerweise gebremsten) Bildung von IgE-Antikörpern kommen. Daneben nimmt eine Streßsituation durchaus Einfluß auf die allergische Entzündungsreaktion, und zwar über die verschiedenen Hormone und Gewebshormone, die im Streß ausgeschüttet werden. Im Tierexperiment und am Menschen fanden sich unter Streßbedingungen Anstiege der Plasma-Histamin-Konzentration.« (*Ring* 1987)

Wut und Ärger bzw. das Unvermögen, Wut und Ärger in ausreichendem Maße auszudrücken, können zu allergischen Reaktionen führen:

Wenn ich Streit mit meinen Eltern habe, wenn ich mich ungerecht behandelt fühle, bekomme ich immer Atemnot (12jähriges Mädchen); Als meine Schularbeit ungerecht benotet worden ist, habe ich mich so in Ärger hineingesteigert, daß ich einen Asthmaanfall bekam (14jähriges Schulmädchen);

Als ich neulich große Wut hatte, habe ich einen Wutanfall bekommen. Wenn ich kleine Wut habe und keinen Wutanfall mache, dann krieg' ich Asthma (8jähriger Junge);

und bei Erwachsenen:

Wenn ich unheimlich unter Druck stehe und ich nicht weiß, wie ich mir Luft machen kann, kommt mein Ekzem und der Juckreiz (Neurodermitis dissimilata und Rosazea, der Verf.) so richtig zum Vorschein (42jähriger Mann);

Als ich hörte, daß mein Sohn unter dem Verdacht stand, Geld unterschlagen zu haben und die Leute schlecht über ihn redeten, habe ich mich so aufgeregt ... drei Stunden später hatte ich dann eine ganz dicke Zunge (ältere Frau);

Zumeist sind bei den Menschen, die auf diese Weise reagieren, auch spezifische Wege der Erlebnisverarbeitung zu finden. Ihnen stehen wenige oder gar keine Strategien zur Verfügung, Aggressionen direkt auszuleben, oder, wie der Psychologe/in sagt, sie sind aggressiv gehemmt und oft Ich-schwach.
Die allergische Reaktion ist dann der Weg der Aggressionsabfuhr.

Schrecksituationen, besser das Schreckerleben, sind geeignet, allergische Reaktionen auszulösen. So gibt es den Begriff des Schreckasthmas, vergleichbar mit dem sogenannten Belastungsasthma.
Als eine Grille weggesprungen ist, habe ich mich so erschrocken. Danach hatte ich starke Atemnot (8jähriger Junge);
Ich bin sehr schwerhörig und bemerke das Gewitter nicht. Plötzlich zuckte ein großer Blitz ins Zimmer. Ich habe mich so erschrocken. Drei Stunden später schwoll meine Zunge schlimm an. Ich bekam keine Luft und mußte ins Krankenhaus (ältere Frau).
In den beschriebenen Situationen spielt gleichzeitig das Angsterleben eine Rolle. So ist Leistungsdruck gekoppelt mit Angst vor dem Versagen. Aggressive Gehemmtheit hängt zusammen mit Angst vor dem direkten Äußern der Gefühle, wobei Schreck und Angst nah beieinander liegen.
Gerade bei Asthmatikern spielt die Angst vor einem Anfall eine große Rolle.
Viele Patienten beschreiben, wenn sie merken, daß sie zum Beispiel Inhalationsspray vergessen haben, unkontrollierte Angst entwikkeln und tatsächlich ein asthmatischer Anfall das Ergebnis ist.
Aus Unwissenheit verhalten sich manche Bezugspersonen falsch, im Sinne einer sich selbst erfüllenden Prophezeiung:
Mein armes Kind! Bist du jetzt wieder in E!?
– Das Kind hatte bei seinem letzten Aufenthalt im Dorf E einen Asthmaanfall, war nun aber jetzt schon wieder seit mehreren Tagen da und anfallsfrei(!). –
Jetzt bekommst du bestimmt wieder einen Asthmaanfall ...
Die Reaktionen auf diese Äußerung einer Dorfbewohnerin waren Hyperventilation bei dem kranken Kind und länger als eine Stunde ausgeprägte Atemnot. Die Hyperventilation war Ausdruck der Angstreaktion, die nicht in ausreichendem Maße zum Ausdruck gebracht und akut kompensiert werden konnte.
Dieses Beispiel erinnert daran, daß alleine das Wissen der Asthmatiker über die Asthmagefährdung in bestimmten Lebenssituationen – oder wenn man es ihnen einredet –, das Eintreten dieser Situation genügt, einen Anfall auszulösen. Hier spielt die Erwar-

tungsangst eine Rolle, die bedingt-reflektorisch gekoppelt sein kann an Lebenssituationen, die schon mal in Zusammenhang mit einem Anfall standen, bei denen aber das eigentliche Allergen gar nicht vorhanden sein muß.
Diese Art psychisch bedingter allergischer Anfälle können auftreten beim Ersatz des ursprünglichen Reizerregers durch Symbole.

Beispiel:
Ein Mann mit einer Primelallergie wurde in ein Zimmer geführt, in dem sich eine künstliche Primel befand. Der Patient bekam sofort Atembeschwerden, als er die Primel entdeckte, obwohl hier ein Allergenkontakt nicht vorliegen konnte.
Dieser Funktionsmechanismus wird auch mit dem Begriff der klassischen Konditionierung bezeichnet, d. h., ein ursprünglich neutraler Reiz wird durch Kopplung an den eigentlich anfallauslösenden Reiz auch zum Auslöser eines Anfalls. Hier besteht die Gefahr der »Ausweitung« der allergieauslösenden Substanzen, Gegenstände oder Situationen. Die Auslösung eines Anfalls als bedingter Reflex ist bei Patienten gelungen, die gegen Graspollen allergisch waren. Im Experiment konnte man das Antigen ganz weglassen und schließlich genügte das bloße Einführen des Inhalationsgerätmundstückes in den Mund, um einen asthmatischen Hustenanfall auszulösen (Bronchiale Konstriktion).
Ein weiterer Wirkmechanismus ist der der operanten Konditionierung. Die Allergiesymptomatik kann durch ihre mögliche »positive Konsequenz« (sekundärer Krankheitsgewinn) konditioniert werden.
Asthmatiker können selbst aus eigenem Antrieb eine Anfallssituation herbeiführen, wie durch willkürliche Hyperventilation, durch Hustenstöße, Luftanhalten oder ähnliches. Kinder, aber auch Erwachsene, versuchen bisweilen damit, Wünsche durchzusetzen oder Zuwendung zu bekommen, das heißt, der damit verbundene auch positive Effekt kann die Neigung verstärken, die Allergiesymptomatik zur Erreichung bestimmter Ziele zu benutzen.

Beeinflussung der spezifischen Immunreaktion

Es gibt Hinweise darauf, daß psychische Einflüsse auch direkt auf die immunologische Reaktion, die Antigen-Antikörper-Reaktion wirken können. Die allergische Reaktion muß dabei nicht zwangsläufig im Sinne einer »einfachen« stofflichen Attacke des Allergens eingeleitet werden. Bis zum Erkennen des Antigens (Allergens)

und der Auslösung der allergischen Reaktion ist eine Reihe von Mechanismen vorgeschaltet, die durch die psychischen Einflüsse auf das limbische System und damit eng verknüpft die *Zwischenhirndrüse* (Hypothalamus) bestimmt sein können. Über sogenannte Neurohormone wird wiederum die Hirnanhangdrüse (Hypophyse) reguliert. Von da aus die Organe des Organismus, die Thymusdrüse (siehe T-Lymphozyten) und das lymphatische System. Vom Hypothalamus aus ergeben sich auch die Regulationsmechanismen für die Nebennierenrindensekretion, die mit ihrem Steroidhormon Cortisol erheblichen Einfluß auf die allergischen Entzündlichkeitsprozesse nimmt. Da das limbische System an komplexen Vorgängen wie Emotion, Motivation und Regelung des Aktivitätszustandes beteiligt ist, ist hier auch eine Ausgangsquelle für Signale im Sinne der hyperreaktiven allergischen Funktionen zu suchen. Eine lange Reihe von Beispielen ließe sich anführen. Hier nur zwei davon:
So bekam eine Patientin mit positivem Inhalationstest auf Pferdehaare nur selten einen allergischen Anfall, wenn sie ihren Pferdestall betrat. Sie liebte ihre Pferde und war oft in ihrer Nähe.
Oder ein Mann mit positiven Befunden für Sensibilität auf Kaninchenepithel, hielt sich bewußt vor seinem Invaliditätsbegutachtungstermin in seinem Kaninchenstall auf und bekam zu seinem Erstaunen keinen asthmatischen Anfall.

Das psychische Erleben oder auch die aktuelle psychische Befindlichkeit können die Reizschwelle für ein Allergen beeinflussen. So wurden Experimente durchgeführt, die dies belegen: Das Ausbleiben von Anfällen bei pollenallergischem Asthma bronchiale nach einer Hypnosebehandlung unter Fortbestehen der allergischen Sensibilität.
Inwieweit eine »echte« Allergie aufgrund psychischer Konfliktsituationen entstehen kann, ist umstritten. In der Literatur finden sich auch hierzu Fallbeispiele:
Bei einem Kind, das von klein auf von seiner Mutter lieblos und sehr hart behandelt wurde, das Abscheu und Angst vor der Mutter zeigte, bekam regelmäßig Asthmaanfälle, wenn es von der Mutter gezwungen wurde, mit ihr in einem Bett zu schlafen. In der Klinik war das Kind jedesmal nach kurzer Zeit anfallsfrei. Nach Rückkehr zur Mutter traten die Anfälle sofort wieder auf. Als das Kind wieder in der Klinik aufgenommen wurde und ihm ein Kleidchen angezogen wurde, von dem es nicht wußte, daß es aus einem alten Kleid der Mutter gefertigt war, erlitt das Kind sofort wieder einen schweren Asthmaanfall.

Ein Test ergab eine Hyperreaktivität auf die Schweißabsonderungen der Mutter. Gegen Schweißabsonderungen anderer Personen reagierte das Kind nicht allergisch.

Auf dem Gebiet Psyche und Allergie ist noch viel Aufklärungsarbeit zu leisten und die sogenannte Psychoneuroimmunologie, die sich mit den Wechselwirkungen zwischen Psyche, Nerven- und Immunsystem befaßt, steht als junger Wissenschaftszweig noch ganz am Anfang. Hier eröffnet sich ein weites Feld, nicht nur für die Allergiebehandlung, sondern auch für die moderne Krebstherapie.

13. Psychosomatische Ansätze

Psychische Einflüsse können - wie im vorangegangenen Kapitel dargelegt wurde - eine allergische Reaktion auslösen. Sie können aber auch dazu beitragen, diese Reaktion zu dämpfen oder zu verhindern.

Bei der Frage nach den Möglichkeiten einer Psychotherapie gilt der Grundsatz, sich ganz auf den Einzelfall einzulassen. Die Grundlage für die Auswahl psychotherapeutischer Maßnahmen wird durch die differenzierte Diagnostik gelegt. Da die Wirkfaktoren bei jedem/r Patienten/in verschieden sein können, sowohl quantitativ wie auch qualitativ, ergibt sich ein individueller Behandlungskatalog. So wird am Anfang der psychotherapeutischen Bemühungen eine ausführliche Exploration (explorare - latein.: erforschen) stehen, hauptsächlich mit Hilfe des Gesprächs. Andere diagnostische Methoden kommen ebenfalls zum Einsatz (Fragebögen, Tests . . .). Nach der Erhebung der Anamnese, wobei die ärztliche und Ernährungsanamnese miteinbezogen werden, ist es nützlich, eine Persönlichkeitsdiagnostik mitanzuschließen. Ganz im Sinne der Ganzheitlichkeit sollen diese »diagnostischen« Maßnahmen aber schon einen »therapeutischen« Effekt auslösen, das Wohlbefinden fördern und die Bereitschaft des Patienten, weitere Behandlungen zu unterstützen, steigern.

Oft bestehen Ängste, daß man dadurch eventuell als psychisch krank einsortiert werden könnte. Es ist dazu zu bemerken, daß die Psychologie sich im wesentlichen mit den nichtpathologischen Regulationsmechanismen des menschlichen Verhaltens befaßt und daß es keine zwei »Töpfchen« für psychisch Kranke und psychisch Gesunde geben sollte. Jeder Mensch hat seine Schwachstellen in mehr oder minder ausgeprägter Form. Neurotische Verhaltensweisen finden sich meist sehr abgeschwächt überall wieder. Da das ganze Leben Selbstentwicklung ist, mit dem Ziel der Zunahme eigener sozialer Kompetenz oder der Verbesserung der eigenen Verhaltensmöglichkeiten, können das auch die Ziele der Psychotherapie sein. Selbst für die Psychotherapeuten stellt sich die Forde-

rung der Selbsterfahrung in einer Therapie. Vielleicht nützen diese Überlegungen, um die Schwellenangst gegenüber der Psychotherapie geringer zu machen.
Auch in der Psychologie gibt es Therapiemöglichkeiten, die bei den Ursachen oder bei den Symptomen ansetzen. Beides hat seine Berechtigung. Werden jedoch nur symptomzentrierte Verfahren eingesetzt, ist das nicht optimal. Es sei denn, die Ursachen liegen nicht im psychologischen Bereich.
In diesem Kapitel wird ein solches symptomzentriertes Verfahren, das autogene Training, angesprochen. Es ist wirkungsvoll und nützlich. Klar ist, daß damit keine sozialen Konflikte oder Probleme gelöst werden können.
Persönlichkeitszentrierte Therapien sind solche, die Persönlichkeitsumstrukturierungen und -veränderungen erreichen möchten. Die Veränderungen manifestieren sich dann etwa in verbesserten Möglichkeiten des Bewältigungsverhaltens der eigenen Konflikte und Probleme (Stressoren). Dies soll zu mehr Selbstsicherheit, Effektivierung von Angstbewältigung, geringer zwischenmenschlicher Irritierbarkeit, Lernen des Umgangs mit den eigenen Gefühlen, Beseitigung chronischer Selbstwertzweifel usw. führen. An dieser Stelle ist es nicht möglich, einen umfassenden Überblick über die Richtungen persönlichkeitszentrierter Psychotherapie zu geben. Seitdem *Sigmund Freud* die Psychoanalyse »erfunden« hat, haben sich eine Unmenge neuer Schulen und Richtungen der Psychotherapie und der dahinterstehenden Theorien entwickelt. Es gibt unter diesen keine spezifische, allein auf Allergieprobleme passende, sich hervorhebende Therapieform.
Welches Konzept und welche Behandlungsmethoden in einzelnen Allergiekliniken oder -Therapiezentren benutzt werden, liegt größtenteil an der Schulenzugehörigkeit des/der Therapeuten/in. Einige wenige seien genannt (auch Sammelbegriffe): Psychoanalytische Konzepte, Verhaltenstherapeien, Gesprächspsychotherapien, Psychodrama, Rational- Emotive Therapie, Logotherapie, Kommunikationstherapie, Musiktherapie ... Dabei bedeutet die Existenz dieser vielen Therapiemöglichkeiten nicht zwangsläufig, daß es nur eine richtige geben kann. Werden die einzelnen Konzepte professionell umgesetzt, können unter Umständen dieselben Erfolge erzielt werden. Dazu gibt es empirische Untersuchungen. Es ist ganz klar – »Viele Wege führen nach Rom« – manche jedoch leider nicht. Es ist für den psychologisch wenig gebildeten Menschen manchmal schwierig, bei der Vielzahl der Angebote – Psychoboom – die Spreu vom Weizen zu trennen. Nicht jeder Patient, bei dem die Psyche an

der Unterhaltung der Symptome beteiligt ist, ist gleichermaßen geeignet für eine persönlichkeitszentrierte Psychotherapie. Psychotherapie beruht immer auf Freiwilligkeit und einer Motivation zur Therapie. Zum anderen ist es möglich, daß sich – ähnlich wie bei ernährungsbezogenen Therapien – während der Psychotherapie die körperlichen Symptome noch verstärken. Selbsterfahrung geht gewöhnlich während der Behandlung mit heftigen Emotionen einher. Es ist legitim auch eklektisch zu arbeiten, also nicht als Vertreter einer »reinen Lehre« zu agieren, sondern in die Therapie Elemente verschiedener Richtungen einfließen zu lassen. Diese Vorgehensweise wird bisweilen zwar verpönt, allerdings ist sie in der Praxis weit verbreitet und hat auch Erfolge vorzuweisen. Auch stützende Psychotherapie genannt, ist sie in 20 bis 50 Prozent der Praxen vertreten.

Die Psychotherapie ist als Einzel- oder als Gruppentherapie zu organisieren. Eine Kombination beider Möglichkeiten bietet sich an.
Wenn es sich als notwendig erweist, ist das familiäre Umfeld miteinzubeziehen. Das kann bei Wechselwirkungen zwischen einzelnen Familienangehörigen (Familieninteraktion), wenn diese die allergische Symptomatik mitbeeinflussen, wichtig sein. Behutsames Vorgehen ist anzuraten, damit keine Möglichkeiten für Schuldzuweisungen zwischen den Familienangehörigen eröffnet werden. Nun kann die allergische Symptomatik sehr dramatisch auftreten und die Familie der Allergiker sehr in Anspruch nehmen, was zu körperlichen und emotionalen Überlastungen führen kann. Diese Überladung benötigt ein Ventil und sei es nur der Austausch mit ähnlich Betroffenen zum Beispiel in Selbsthilfegruppen.
Da Allergien nicht heilbar sind, gilt es, mit Allergien leben zu lernen. Hier sind der Allergiker und sein familiäres Umfeld gefragt. Zusammen mit den Selbsthilfegruppen wird die Krankheitsbewältigung erleichtert. Wichtig ist die Erfahrung, daß es ähnlich gelagerte Fälle, Probleme und Schicksale auch anderswo gibt. Die Beobachtungen werden vermittelt, Informationen ausgetauscht, Vorträge organisiert, über Ärzte und Methoden diskutiert, Krankenkassen empfohlen, die Erlebnisse in der Familie angesprochen und vieles mehr.

– Bei der Flut der Angebote zur Allergietherapie ist es möglich, daß Betroffene resignieren, wenn sie schon vieles ausprobierten und die versprochene Heilung nicht eintrat. Oft ist Krisenbewältigung erforderlich. Zunächst im Sinne einer Beratung. Beratung ist mehr Symptom-Konflikt-zentriert und führt weniger zu Persönlichkeitsänderungen. Sie ist informationsvermittelnd und eine mehr helfende Maßnahme zur akuten emotionalen Entlastung. Die verwirrende Vielfalt der »Psychoangebote« kann dazu führen, daß Fehleinstellungen zur Erkrankung entwickelt werden oder falsche individuelle Erklärungen gebildet oder übernommen werden. Diese falschen Erklärungsansätze müssen überprüft und gegebenenfalls korrigiert werden, damit sie nicht im Sinne von sich selbst erfüllenden Prophezeiungen wirken.

Beispiel:
Eine 20jährige Patientin kam zu uns in Behandlung. Sie litt an akuten Schüben von Nesselfieber und Hautekzemen im Halsbereich und an den Innenseiten der Oberschenkel. Sie war sicher, an einer Tomatenallergie zu leiden. Es stellte sich heraus, daß bei vorangegangenen Selbsterfahrungsseminaren mit anthroposophischer Ausrichtung der Patientin klargemacht worden ist, daß Tomaten als Nachtschattengewächse allergen sein müßten. Wie sich bei unserer Therapie dann leicht feststellen lassen konnte, gab es bei dieser Patientin keine Tomatenallergie oder Unverträglichkeitsreaktionen nach Genuß frischer Tomaten. Juckreiz und Hautekzeme konnten bei der jungen Frau mit anderen Mitteln als Tomatenabstinenz gemindert werden.

Autogenes Training

Eine weitere Form psychotherapeutischer Maßnahmen bei der ganzheitlichen Allergietherapie ist das Erlernen des autogenen Trainings, der konzentrativen Selbstentspannung.
Die psysiologische Wirkung des autogenen Trainings auf die gestörte Lungenfunktion wurde in einer Reihe von Untersuchungen objektiviert.

Beispiel:
Eine Versuchsgruppe erlernte in zwölf Wochen das autogene Training. Eine vergleichbare Patientengruppe wurde als Kontrollgruppe ausgewählt (beide Gruppen, Asthma bronchiale, spirographisch gesichert; die Patienten standen unter keiner medikamentösen Behandlung). Bei der Versuchsgruppe nahm die maximale Expirationsgeschwindigkeit um 20% zu, während bei der Kontrollgruppe jahreszeitlich bedingt ein Rückgang der maximalen Expirationsge-

schwindigkeit zu verzeichnen war. Der Atemgrenzwert zeigte ähnliche Wirkungen. Ein Jahr nach Abschluß der Untersuchungen wurden die Arbeitsausfalltage verglichen. Vor der Anwendung des autogenen Trainings hatten 40 Patienten in 12 Monaten insgesamt 663 Ausfalltage durch Asthmaanfälle. Nach einem Jahr der Anwendung hatten dieselben Patienten noch 77 Ausfalltage (ohne veränderte medikamentöse Behandlung).

Es ist auch möglich das autogene Training in bezug auf die spezielle Allergiesymptomatik zu modifizieren und mit formelhafter Vorsatzbildung zu arbeiten. Wenn die Grundübungen des autogenen Trainings beherrscht werden, werden im autogenen Zustand diese formelhaften Vorsatzbildungen angeschlossen. Eine solche Formel könnte sein: Kratzen nur mit dem Waschlappen oder Finger still, weil ich es will.
Durch häufige Wiederholung, zum Beispiel vor dem Schlafengehen, wird der Vorsatz immer tiefer in das Gedächtnis eingeprägt und zu gegebener Zeit im Verhalten wirksam. (Ähnlich des posthypnotischen Auftrags bei der Hypnose!)
Das autogene Training kann weiterhin im Rahmen der klassischen Verhaltenstherapie nutzbar gemacht werden, und zwar im Sinne einer systematischen »Desensibilisierung«. Der autogene Entspannungszustand ist mit Angst unvereinbar. Dann werden wesentliche Situationen erfaßt, die beim Patienten Angst auslösen und eine Angsthierarchie erarbeitet. Im entspannten Zustand werden diese Situationen vorgestellt, angefangen mit der am schwächsten mit Angst besetzten Situation. Später wird dann das autogene Training direkt in der Angstsituation eingesetzt, etwa beim Zahnarzt, vor Prüfungen, aber auch bei beginnender Atemnot oder überhaupt in Spannungssituationen. Die Beruhigung wirkt dem Kratzimpuls entgegen. Im Sinne der Verhaltenstherapie wäre es auch, bestimmte Kratzrituale gemeinsam mit dem Betroffenen zu trainieren und zu erfinden. Sie könnten dem exzessiven Wundkratzen bei Juckanfällen entgegenwirken.
Eine Möglichkeit, die oben angeführte autosuggestive Technik zu unterstützen, ist der Einsatz des Biofeedback. Auf diese Weise kann eine visuelle Rückmeldung des Atemwiderstandes hilfreich sein oder eine Rückmeldung der sogenannten Aktionsstromamplituden des Stirnmuskels (Musculus frontalis). (Warum der Spannungszustand des Stirnmuskels bis zu einem gewissen Grad mit dem Spannungszustand der glatten Bronchialmuskulatur übereinstimmt, ist bisher noch nicht geklärt.)

Die klinischen Möglichkeiten des Biofeedback, also der optischen oder akustischen Rückmeldung physiologischer Körperzustände als Reaktion auf psychisches Verhalten, sind bei weitem noch nicht ausgeschöpft. »Die Biofeedbackforschung hat sich gegenwärtig auf bioelektrische Parameter der Muskulatur, auf kardiovaskuläre Vorgänge und auf das zentrale Nervensystem, besonders das Gehirn konzentriert. Künftige Untersuchungen biochemischer Variablen - z. B. des Insulinspiegels, des weißen Blutbildes und der Zirkulation im tiefen Gewebe, wie sie in der Thermographie zutage tritt - könnten der willkürlichen Regulation einen Weg zu Überwachung immunologischer Prozesse weisen.« (*Pelletier* 1987)
Die Psychoneuroimmunologie - wie sie zum Schluß des vorangegangenen Kapitels als relativ junge Disziplin in der Psychologie angesprochen wurde - ist auf der Suche nach Wegen, durch Lernprozesse und Bewußtseinssteuerung das Immunsystem positiv zu beeinflussen. Das scheint ein höchst bedeutungsvoller Ansatz zu sein und wird ein nicht wegzudenkender Bestandteil der ganzheitlichen Allergietherapie sein.

14. Schulmedizinische Ansätze in der Allergiebehandlung

Obwohl die medizinischen Wissenschaften in den letzten Jahrzehnten auf enorme Fortschritte zurückblicken können, sind die Erfolge bei der Allergiebehandlung doch noch unzureichend. Zum Beispiel wird die Vorsorge deutlich vernachlässigt.
Die ständige Zunahme allergischer Erkrankungen spricht für sich. Die betroffenen Menschen, seien es die Kranken selbst, seien es die Familienangehörigen oder Eltern, wenden sich mehr und mehr alternativen Heilmethoden zu, die einen umfassenderen Heilansatz bieten, als es die einseitigen Therapien der heutigen Schulmedizin bieten können.
Viele Menschen sehen inzwischen den unseligen Zusammenhang zwischen ungezügelter Pharmachemie und Medikamentenmißbrauch - Umweltzerstörung durch Chemie auf der einen Seite und Umwelterkrankungen auf der anderen Seite - und sind nicht mehr gewillt, diesen Weg weiter mitzubeschreiten.
Aus diesem Grund werden im folgenden Abschnitt schulmedizinische Ansätze zur Allergiebehandlung nur kurz gestreift und in den dann folgenden Kapiteln die alternativen Ansätze angesprochen.
Da bei allergischen Erkrankungen häufig mehrere Zielorgane betroffen sind, gelten die Therapieansätze bisweilen auch für mehrere der betroffenen Organe gleichzeitig. In der Schulmedizin ist in der Regel nur die Behandlung einzelner Organe vorgesehen.

Schulmedizinische Ansätze
Die in diesem Kapitel vorgestellten Aspekte schulmedizinischer Behandlungsansätze bei Allergien sollen helfen, das von uns vertretene ganzheitliche Behandlungskonzept verständlicher zu machen. Zum Erlangen einer ausreichenden Sachkenntnis muß auf die einschlägige Literatur verwiesen werden, die, auch für den Laien verständlich, vielfach im Buchhandel angeboten wird.

A Allergische Hauterkrankungen:

Die Behandlung allergischer Hauterkrankungen scheint besonders schwierig zu sein. Das liegt darin begründet, daß die Ursachen meist sehr komplexer Natur und selten eindeutig erkennbar sind. Das Problem beginnt mit der eindeutigen Diagnosestellung. Allein die unterschiedlichen Begriffe wie Neurodermitis, atopisches Ekzem, Dermitis atopica, Dermatitis, endogenes Ekzem sorgen für Verwirrung. Selbst die allergische Natur dieser, vom Lebensalter abhängig, sehr unterschiedlich erscheinenden Krankheitsbilder der Haut wird bisweilen von Fachärzten angezweifelt. Zumindest überlagern sich häufig die krankheitserzeugenden Mechanismen. Die in Kapitel 6 beschriebenen Typ I- und Typ IV-Formen der allergischen Reaktion, die Anaphylaxie und die Kontaktallergie, treten oft gleichzeitig und ineinander übergehend auf. Aber auch zytotoxische Reaktionen (Typ II) und Vaskulitisformen (Typ III) werden in Verbindung mit anderen Typen der Allergie beobachtet. Demgemäß sind auch die Behandlungspraktiken des öfteren unzureichend und unzutreffend. In einem Punkt kommen sich allerdings die Schulmedizin und Naturheilmedizin sehr nahe: In der Karenz beziehungsweise Vermeidung der Allergene als erste Therapiemaßnahme.

Karenz
Wird ein Stoff als Allergen erkannt, meidet man diesen oder läßt ihn weg. Das ist bisweilen nicht einfach. Immer dann, wenn es sich um versteckt aber weit verbreitete Substanzen handelt wie die Hausstaubmilbensekrete, Pollen, Sporen von Pilzen oder Lebensmittelinhaltsstoffe wie Kuhmilchlaktoglobuline ist das Fernhalten (*Karenz*) oder das Weglassen (*Abstinenz*) eine nicht ohne weiteres durchführbare Therapiemaßnahme.

Hyposensibilisierung
Der umgekehrte Weg wird als Hyposensibilisierung – früher Desensibilisierung – bezeichnet. Hier wird das Allergen zugeführt. Das verursachende Allergen muß bekannt sein, und es müssen Allergenextrakte vorliegen oder käuflich erhältlich sein. Grundsätzlich können auch mehrere Allergene gleichzeitig verabreicht werden. Nicht jeder Allergiker ist für eine Hyposensibilisierung geeignet. Die genaue Untersuchung und Überwachung durch den behandelnden Arzt ist erforderlich. In der Regel greift der Hautarzt selten zu dererlei Therapiewegen. Am häufigsten werden Hyposensibilisierungen bei dem saisonal »asthmatischen« und an Fließschnupfen

und Augentränen leidenden Pollenallergikern angewandt. Oder bei Bienen- und Wespengiftallergien. Weniger bei Hausstaubmilbe und Pilz- bzw. Hefeüberempfindlichkeit.

Bestrahlung

Zu den beim Hautarzt häufig angewandten Therapiemaßnahmen zählt die Bestrahlung der lädierten Hautoberfläche. Die Bestrahlungstechniken umfassen nahezu alle Wellenlängenbereiche, multispektral oder monochromatisches Licht. Monochromatisches Licht soll bei 430 nm besonders günstig sein. Bevorzugte Wellenlängenbereiche sind UV-A, UV-B, Infrarot (energiearm), selbst energiereiche Strahlen wie Gammas aus radioaktiven Quellen oder Laser finden Anwendung. Man kann sich des Eindrucks nicht erwehren, daß je nach dem, welches Gerät der Arzt gerade in seiner Praxis besitzt, die verschiedenen Bestrahlungsarten angewandt werden. Ein höchst unbefriedigendes Gefühl.

Hautoberflächenbehandlung

Bei der Hautoberflächenbehandlung mit Puder, Creme, Salbe und Lotion ergibt sich ebenfalls manchmal der Eindruck, der Arzt verschreibt einem das augenblicklich bevorzugte Präparat, ohne ausreichende Berücksichtigung der individuellen Beschaffenheit der Haut. Unterscheidungskriterien gibt es so viele, wie Produkte der Kosmetikindustrie auf dem Markt erhältlich sind. Nur einige der Unterscheidungsmerkmale können hier angesprochen werden:

1. O/W- oder W/O-Präparate (Öl in Wasser- oder Wasser in Öl): je nach Hauttyp, Krankheitsverlauf und Lokalisation müssen der Grad der Lipophilität (Fettlöslichkeit) bzw. Hydrophilität (Wasserlöslichkeit) bestimmt sein. Das ist nicht einfach. In keinem Fall dürfen bei chronischen Hautleiden, mit ständigen Behandlungen die Selbstfettungsfähigkeit unterdrückt und die natürliche »Symbioselenkung« der Hautoberflächenbakterien zerstört werden.
2. Steroidhormonhaltige Präparate:
   Nachdem die Nebenwirkungen einiger Steroidhormone, wie es zum Beispiel das Cortisol ist, hinlänglich bekannt geworden sind, hat eine Verteufelung dieser Präparate eingesetzt, die unberechtigt erscheint. Cortisol ist ein natürlich vorkommendes Hormon, das vom Organismus als eigener Stoff erkannt und abgebaut werden kann. In einem Tagesrhythmus produziert die Nebennierenrinde dieses und andere Steroidhormone in periodisch unterschiedlicher Konzentration. Gesteuert wird dieser

Prozeß von der mit dem zentralen Nervensystem engverknüpften Gehirnzwischendrüse (Hypothalamus) über die Gehirnanhangdrüse (Hypophysenvorderlappen). Wie wir wissen, wirkt Cortisol maßgeblich auf die für Allergien so bedeutenden Immun- und Stoffwechselvorgänge ein. Dieser endokrinologische Regulationszusammenhang wird bei allergologischen Untersuchungen zu wenig berücksichtigt. Auf der anderen Seite ist eine sinnvolle Anwendung von Steroidpräparaten auch bei chronischen Erkrankungen manchmal angezeigt. Nach *Stüttgen* (1982) sind keine Nebeneffekte zu erwarten, wenn Cortisol in Intervallen von jeweils einigen Tagen Aussetzen zur Anwendung kommt. Nach unserem Erachten führt lediglich der Mißbrauch – tägliche Anwendung über lange Zeit – zu den bekannten Symptomen, die im Extremfall Abbau von Organen und Knochen, Diabetes, Minderwuchs, Haarausfall und vieles mehr bedeuten können.

3. Antibiotika:
   Allergische Reaktionen gehen oft einher mit Infektionen oder werden durch diese mitverursacht. Wir glauben, daß in der konventionellen Arztpraxis heute zu schnell und unbedacht Antibiotika verschrieben werden.
   Auch wenn der Einsatz der Antibiotika letztlich in der Verantwortlichkeit des Arztes verbleiben muß und der frühe (!) Einsatz bei Infektionsbekämpfung der effektivste ist, sollte immer bedacht werden, daß auch die guten Keime mit der chemischen Keule zerstört werden. Denn die Mikroorganismen, an die der Organismus sich gewöhnt hat, mit denen er in Symbiose lebt, sind selbst der beste Schutz gegen Krankheitserreger, die pathogenen Keime.
   Deshalb gilt es auch hier, die präzise Analyse an den Anfang zu stellen, vor den Einsatz jeglicher antibiotischer Präparate, um eine möglichst gezielte, das heißt selektive Vernichtung der pathogenen Keime zu erzielen.

   Mikroorganismen, die oft mit Allergien in Verbindung gebracht werden:

Viren	z. B. Herpes Zoster
Bakterien	z. B. Streptococcus sp.
Pilze, Hefen	z. B. Candida sp.

   Erhöhte IgE-Werte werden häufig bei Parasitenbefall und Wurmerkrankungen festgestellt. In den hochentwickelten Industrieländern ist durch einfache Hygienemaßnahmen leicht Abhilfe zu schaffen. In Ländern der Dritten Welt sind parasitäre Epidemien, gefördert auch durch Fehl- und Mangelernährung, auch Ursache für das Fortschreiten von allergischen Erkrankungen.

4. Präparate aus natürlichen Rohstoffen:
   Bei Hautsalben entbrannte die Diskussion über den Einsatz von Schafswollfett (Lanolin), das aus einer Vielfalt von Stoffen zusammengesetzt ist und zu allergischen Reaktionen führen kann. Lanolin ist ein gutes Beispiel dafür, daß nur die praktische Erfahrung letztlich weiterhelfen kann - und nicht der Gelehrtenstreit. Die Patienten, die das natürliche Präparat vertragen, sollten es den künstlichen Ersatzpräparaten vorziehen. Lanolin enthält eine Reihe von Vitaminen, Mineralen und Spurenelementen, die die Abwehrfunktion der Haut nachweislich stärken. Allerdings werden ubiquitär auftretende fettlösliche Schadstoffe wie chlorierte Kohlenwasserstoffe (z.B. DDT) bereits in Lanolin nachgewiesen. In den eigenen Labors konnten wir nach der Tschernobyl-Katastrophe stark erhöhte Radioaktivitätswerte in Lanolin feststellen.

B Die Atemorgane:

Neben der Haut sind es die Atemorgane, die bei allergischen Erkrankungen ärztlicher Behandlung bedürfen. Hals, Nasen, Ohren- und Lungenfachärzte sind gefordert.
Besonders häufig und intensiv gestaltet sich der Umgang mit dem sogenannten Asthma bronchiale. Es gilt herauszufinden, ob es sich hier um allergische Reaktionen handelt. Meistens liegen Mischformen allergischer und nichtallergischer Krankheitsverläufe vor. So können Asthmaanfälle induziert werden durch eine Vireninfektion, eingeleitet durch ein Allergen, akut ausgelöst durch Schadstoffe in der Luft und verstärkt werden durch psychisch bedingten Streß und Anstrengung. Daraus ergeben sich dann auch die therapeutischen Einzelmaßnahmen, die je nach Blickwinkel und analytischer Gewichtung verordnet werden. Davon ausgehend, daß die anaphylaktische oder anaphylaktoide (Typ I)-Reaktionen mit im Spiel sind, werden bei *Ring* (1987) die folgenden Therapiemaßnahmen angeführt:

- Karenz
- Hyposensibilisierung
- Physikalische Behandlung

- Klimatherapie
- Mastzellblocker
- Antihistaminica
- Xanthin-Derivate
- β_2-Adrenergika
- Anticholinergika
- Sekretolyse
- Glukokortikosteroide
- Antibiotika
- Chirurgische Behandlung

und zum Schluß dieser Liste »Verfahren mit unsicherer Wirksamkeit«: u.a.

- Akupunktur-Behandlung
- Vakzine-Präparate
- Homöopathika
- Passive Immunisierung (siehe Kapitel 4)

z.B. gegen Histamin

Bei der obigen Aufzählung (bis einschließlich »chirurgische Behandlung«) ist leicht festzustellen, daß es sich um Einzelmaßnahmen, in der Mehrzahl mit Pharmapräparaten, handelt.
Allergische Erkrankungen der Haut- und Atemwege sind auch eine Domäne der Arbeitsmedizin. In den verschiedenen Berufen konnte gehäuftes Auftreten allergischen Asthmas beobachtet werden. Für Berufskrankheiten wie das Bäckerekzem oder Bäckerasthma häuften sich bei den Gewerbeärzten und Genossenschaften die Anerkennungsanträge für die Berufserkrankung. Davon ausgehend, daß bei zirka 250000 Bäckern in Deutschland rund ein Fünftel, also 50000, an einer Mehlstauballergie leiden, bisweilen mitverursacht durch Hefen, Pilze, Gewürze, Parasiten und andere in der Backstube auftretende allergene Stoffe, wird ein erheblicher Behandlungsaufwand für Rehabilitation und Kurmaßnahmen erforderlich. Es gibt nicht wenig Bäcker, die nur noch mit Mundschutz die Backstube betreten dürfen und viele Bäckerlehrlinge müssen wegen zunehmender Asthmaattacken die Bäckerlehre frühzeitig abbrechen.

Inhalationen
Eine weitverbreitete Maßnahme gegen Asthmaanfälle sind Inhalationen – sei es mittels leicht verstaubaren Sprühdosen mit Mundansatz oder fest installierten Pumpen mit Gesichtsmasken. In den Inhalaten sind Mastzellblocker enthalten. Sie werden verschrieben,

Tabelle VII: Einteilung der Pharmaka nach Wirkmustern

1. Zur Hemmung d. Histaminsynthese o. Aktivierung d. Histaminabbaus	Inhibostamin^{R}
2. Antihistaminika	
H_1-Blocker	Terfenadin (Teldane^{R}, Fomos^{R}, Hisfedin^{R}, Systral^{R} u.a.); Cetirizin (Zyrtec^{R}); Astemizol (Hismanal^{R}) Loratadin (Lisino^{R})
mit mäßiger antidepressiver Wirkung	Hydroxyzinhydrochlorid (Atarax^{R}) Ketotifen (Zaditen^{R})
H_2-Blocker	Cimetidin
3. Mastzellstabilisatoren Cromoglicinsäure /DNCG	
Augen- und Nasenschleimhaut	Allergocrom^{R}, Cromoglicin-ratiopharm^{R}, Cromohexal^{R}, Opticrom^{R} u.a.
Bronchialschleimhaut	Intal^{R}, Cromolind^{R} u.a.
Magen-Darm-Schleimhaut	Colimune^{R}
Komb. aus 2. und 3.	Ketotifen (Zaditen^{R}) Oxatomid (Barpet^{R}, Tinset^{R})
4. Glukokortikoide	Betamethason, Flumethason, Triamcinolon, Dexamethason u.a. (z.B. Vaspid^{R}, Diprosone^{R}; Cordes Beta^{R}, Volon A^{R}, Urbason^{R})
Komb. aus 2. und 4.	Celestamine^{R}, Corto-Tavegil^{R}
5. Sympathikometika	Fenoterol (Berotec^{R}) Tulobuterol (Brelomax^{R}) Salbutamol (Sultanol^{R})
β_2-Adrenergika	Theophyllin, (Aminophyllin^{R}, Euphyllin^{R} u.a.)
6. Anticholinergika	N-Butylscopolaminiumbromid (Buscopan^{R}); Somatostatin
7. Sekretolytika	Acetylcystein (Fluimucil^{R}, Acetyst^{R} u.a.)
8. Kalzium	
9. Histamin bindende Gammaglobuline	
10. Immunstimulantien	Esberitox^{R}, Echinacea Stada^{R} u.a.

wenn anaphylaktische (Allergen-IgE-vermittelte) oder anaphylaktoide (pseudoallergenvermittelte) Mechanismen den Krankheitsverlauf bestimmen.
Der bekannteste und bis heute weitverbreitetste Mastzellblocker ist das Dinatriumcromoglycat (DNCG). Aber auch Antihistaminika, Kortikosteroide und sogenannte Betablocker finden bei den Inhalationspräparaten ihren Einsatz. Alles das sind Pharmaka mit einem zumeist breiten Spektrum von Nebenwirkungen.

Pharmakotherapie
Da die Pharmakotherapie in der heute geltenden Schulmedizin einen breiten Raum einnimmt, ist hier ein grober Überblick über die angewandten Medikamente gegeben. Wir beschränken uns auf die Behandlung allergischer Erscheinungsformen nach Typ I und der daraus entstehenden Krankheitsformen (siehe Tab. VII).

C Die Verdauungsorgane:

Ein bisher in allergietherapeutische Maßnahmen stiefmütterlich einbezogener Behandlungsort sind die Verdauungsorgane. So berichtet AAS (1982) von einer irrtümlichen Blinddarmoperation bei Patienten mit Kontaktallergie (Typ IV) im Dickdarmbereich.
Da man bis vor etwa zwanzig Jahren noch nicht wußte, daß auch die Schleimhäute der Verdauungsorgane Histaminfreisetzende Mastzellen (MMC - siehe Kapitel 5) enthalten, wurden bis dahin keine mastzellblockierenden Maßnahmen sowie Antihistaminika in der ärztlichen Behandlung erwogen. Histamin wirkt wie der Nervenbote Acetylcholin und das Hormon Gastrin stimulierend auf die Säuresekretion des Magens. Eine alte Regel der Mediziner (Gastroentorologen) ist es aber, daß keine Magengeschwüre ohne Magensäure entstehen. Daraus folgt, daß eine allergische Reaktion an den Magenschleimhäuten auch zu Entzündungseffekten (hämorrhagischen Läsionen), Geschwüren und Ulkus führen kann. Entzündungsvorgänge im Magen-Darm-Bereich sind im Rahmen der Allergiebehandlung von Bedeutung und umgekehrt. Mastzellblocker wie DNCG werden immer mehr bei der Behandlung im Magen-Darm-Organ angewandt (Colimune[R]). Weiterhin werden mastzell- und nerven(vagus)hemmende Peptide ausprobiert. So das Somatostatin, das gleichzeitig anticholinerge wie auch antihistaminerge Effekte erzeugt. Ein typischer Histamin (H_2)-Blocker ist das Cymetidin und andere chemisch und pharmakologisch ähnlich wirkende Pharmaprodukte. Zur Magenschleimhautstärkung und gegen Ma-

gengeschwüre werden auch Gewebshormone, die *Prostaglandine*, angewandt. Essentielle Fettsäuren und Vitamin C sind die bedeutenden Stimulatoren der Prostaglandinsynthese im menschlichen Organismus. Wieviel besser wäre es also, diese (nutritiven = ernährungsbezogenen) Faktoren über die gesunde vollwertige Ernährung aufzunehmen, als in Tablettenform vom Arzt verschrieben?
Die Frage stellt sich, inwieweit die Ernährung - mit den Verdauungsorganen als erster Kontaktstelle im Organismus - in die therapeutischen Überlegungen der Schulmedizin ernsthaft miteinbezogen wird. Wir glauben, daß es an der Zeit ist, sich hier mehr Gedanken zu machen.
Die Anwendung von Arzneimitteln nimmt in der klassischen Schulmedizin einen breiten Raum ein. Die Pharmakotherapie ist Basis immenser Gewinne für die chemische Industrie. Und da überproportional Gelder und Forschungsmittel allein zur Entwicklung allopathischer Medikamente freigesetzt werden, ergibt sich ein verzerrtes Bild über therapeutische Möglichkeiten. Die »konservativen« und homöopathischen Möglichkeiten der Naturheilbehandlung bringen weniger Gewinn und müssen bei den Verteilungsprozessen hintanstehen. Hier beginnt die Verantwortung der Politiker. Alle durch ungezügelte Pharmaproduktion unangenehmen, die Umwelt und Gesundheit der Menschen belastenden Nebenerscheinungen mag der Leser selbst beurteilen und seine Schlußfolgerungen daraus ziehen. Zu Beginn wurde bereits ausführlich auf diese Problematik eingegangen.

15. Alternative Ansätze in der Allergiebehandlung

Die Erfahrung zeigt, daß die Schulmedizin in bezug auf Allergien nicht das hält, was sie verspricht. Aus diesem Grund soll der Blick für Alternativen geschärft werden - für Möglichkeiten neben der Schulmedizin. Immerhin schätzt man, daß sich rund 60 Prozent der Arztpraxen heute zusätzlich auf alternative Methoden stützen.
Die alternativen Ansätze haben meistens ihren Ursprung in alten Lebensweisheiten der Naturheiler und sind mitunter Tausende von Jahren alt. Im Gegensatz zur selektierenden Art der Schulmedizin, sind alternative Ansätze oft ganzheitlich, auf den ganzen Menschen mit Körper, Geist und Seele gerichtet und wirken nach dem Vorsorgeprinzip.
Die umfangreiche Literatur zu diesem Thema verweist zunehmend auf die ostasiatischen Heilkünste, die mit ganzheitlichen Konzepten ihre medizinischen Erfolge erzielen. Es sollte bedacht werden, daß - mehr als in anderen Berufssparten - in der Medizin der Erfolg und die praktischen Erfahrungen zählen. Und das mit Recht. Eingeräumt werden muß, daß etwa die traditionsreiche chinesische Heilkunst nicht so ohne weiteres auf unsere europäischen Verhältnisse übertragen werden kann. Trotzdem können wir lernen, uns heilbringende Methoden wie die Akupunktur nutzbar zu machen. Wir sollten uns fragen, ob nicht ähnlich sinnvolle Ansätze bereits in unseren Landen hervorgebracht worden sind und darauf warten, wiederentdeckt zu werden.
Bereits *Hippokrates*, der griechische Arzt im vierten Jahrhundert v. Chr., stellte die praktische Erfahrung vor das theoretische Wissen und damit in Einklang mit der Natur. Das ist eine Grundeinstellung wie sie dieser alte Grieche mit den Chinesen gemeinsam hat: »Vor allem sollst Du Schaden vermeiden.«
Dieser Leitsatz der vorsorglichen Medizin ist heute angesichts der Pharmachemie und der vielbeklagten Umweltveränderungen gültiger denn je. Der kosmopolitische Charakter der Naturheilkunde wird deutlich, wenn wir in die großen alten Kulturen schauen. Denken wir an die indianische, altjapanische und indische Heil-

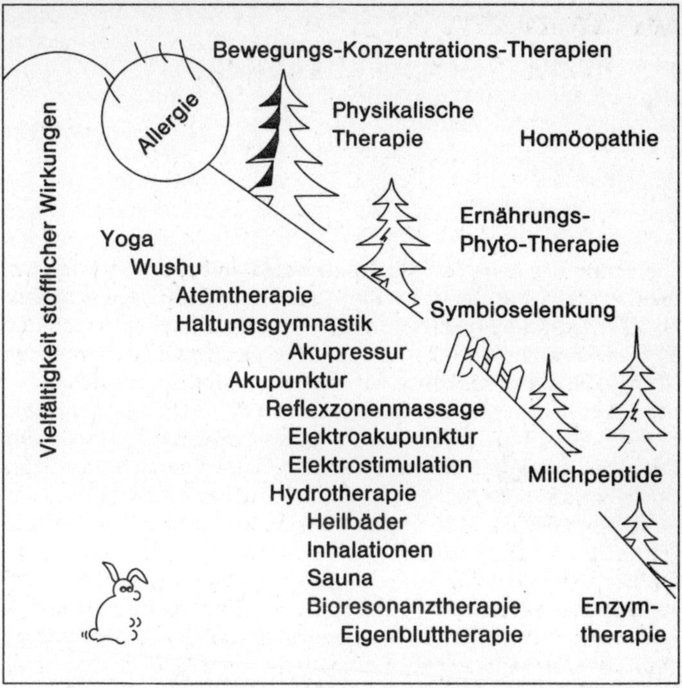

Abbildung 7: Wie wird die Lawine Allergie aufgehalten? – Alternative Behandlungsmethoden

kunst. Ein verbindendes Glied ist die Kunst im Umgang mit Heilpflanzen, das Wissen um »die Kraft der Pflanzen, die um das Haus wachsen, ausreichend zur Heilung jedes Kranken in diesem Haus«. Diese Weisheit ist uns von einer befreundeten Landapothekerin eindringlich ans Herz gelegt worden.

Im alternativen Bereich finden sich auch sonderbare Ansätze, die nicht die ungeteilte annehmende Aufmerksamkeit und Billigung der Autoren dieses Buches erfahren. Sie bleiben in dem ganzheitlichen Therapiekonzept, wie es hier dem Leser nähergebracht werden soll, unberücksichtigt. Teilweise ist ein differenziertes Vorgehen notwendig - wie zum Beispiel bei der Homöopathie, wo der Grundansatz richtig, aber daraus abgeleitete Behandlungsmethoden bisweilen Stilblüten darstellen. Denken wir etwa an die unselige Diskussion um die Verdünnungsreihen in der Homöopathie. Hätte der Begründer *Hahnemann* fünfzig Jahre später gelebt und die Erkenntnisse eines *Mendeljeff* oder *Liebig* über die Zusammensetzung der stofflichen Welt miterleben können, wäre er da auch auf die Idee der »unendlichen« Verdünnungsreihen gekommen? (Wir werden weiter unten auf dieses Thema noch eingehen!)

In keinem Fall darf daraus eine allgemeine Disqualifizierung der Vielzahl heute wieder angewandter naturheilkundlicher Verfahren und Ansätze abgeleitet werden. Kurze Darstellungen verschiedener alternativer Ansätze und Methoden soll nun folgen. Es handelt sich nur um eine recht willkürliche Auswahl, wobei die ernährungsbezogenen Therapien in den Kapiteln 10 und 11 gesondert beschrieben worden sind und zum Ende dieses Buches in der Gesamtdarstellung unseres Konzeptes berücksichtigt werden. Beginnen wir mit der Homöopathie, einer der wohl umfassendsten alternativen Ansätze mit ganzheitlichem Anspruch.

Homöopathie

Die Homöopathie wurde von *Samuel Hahnemann* (1755 bis 1843) entwickelt und beruht auf dem Ähnlichkeitsprinzip (homöo – griechisch: ähnlich).

Das Ähnlichkeitsprinzip besagt nach einer klassischen Formulierung *Hahnemanns*: Similia Similibus curantur - Das Ähnliche möge durch das Ähnliche geheilt werden.

Besitzt ein Krankheitsbild große Ähnlichkeit mit den Symptomen, die durch ein bestimmtes Mittel am Gesunden ausgelöst wurden, so ist dieses Mittel die richtige Arznei, die zur Heilung geeignet ist. Der Arzneistoff wird nicht in seiner natürlichen Konzentration verabreicht, sondern in starker Verdünnung. Der Grad der Verdünnung wird in »D«-Einheiten angegeben. Der Vorgang des Verdünnens wird »Potenzieren« genannt. Es wird in 10er-Potenzen verdünnt, also

1 Teil Original-Wirkstoff	in 10 Teilen Lösungsmittel = D1
1 Teil Wirkstoff D1	in 10 Teilen Lösungsmittel = D2
1 Teil Wirkstoff D2	in 10 Teilen Lösungsmittel = D3

usw.

D3 bedeutet also schon eine Verdünnung von 1:1000 und D4 eine Verdünnung von 1:10000.

Bei der Beurteilung der Wirksamkeit homöopathischer Mittel scheiden sich nun die Geister ab einer »Schallgrenze« in der Größenordnung D23. Nach den chemischen Gesetzmäßigkeiten sind in einem Mol Essigsäure (das sind etwa 30 Gramm reine Essigsäure) oder in einem Mol Natronlauge insgesamt ca. $6 \cdot 10^{23}$ Moleküle Essigsäure oder Natronlauge enthalten. Jenseits einer Verdünnung von D23, also bei 1 : 100000000000000000000000 ($1 : 10^{23}$) ist die Wahrscheinlichkeit, daß überhaupt noch ein einziges Molekül zu finden ist, sehr unwahrscheinlich. Über die Wirksamkeit dieses Stoffes läßt sich dann nicht mehr spekulieren. Es ist müßig über diese Absurditäten nachzudenken. Es gibt viel gescheitere Ansätze der Homöopathie, die uns helfen können, den Schaden durch die aktuelle Pharmamedizin abzuwenden und zu mindern.

Wir bewerten das Prinzip, Gleiches mit Gleichem, quasi die Wirkung des Krankheitserregers mit derselben Wirkung aufheben zu wollen, sehr hoch und als eine sinnvolle und natürliche Behandlungsmöglichkeit.

Die Anthroposophen sagen, Krankheit bedeutet auch eine Chance zur Stärke. Das, was krank macht, muß in sinnvoller Dosis (Konzentration) auch wieder eine heilbringende Wirkung erzeugen können. Oder anders, das, was nicht krank macht, kann auch nicht heilen. So kann eine Heilpflanze zur Giftpflanze werden, wenn sie nicht richtig angewendet wird. Oft ist es die zu hohe Dosierung, die eine krankmachende Giftwirkung auslöst. Aber auch die Form der Anwendung, zum Beispiel der zeitliche Ablauf der Verabreichung, kann ausschlaggebend sein für Wohl und Wehe. Diese Tatsache ist ein von der Immunologie schon lange akzeptiertes Prinzip. Denken wir nur an die Immunisierung mittels niedrig dosierter und wiederholt geimpfter Krankheitserreger.

Auf der anderen Seite ist der Methode der willkürlichen Verdünnung von Wirkpräparaten mit Skepsis zu begegnen. *Hahnemann* und die modernen Homöopathologen gehen davon aus, daß ein Molekül des Wirkstoffes Abdrücke im Lösungsmittel hinterläßt und somit auch bei Nichtvorhandensein nach hoher Verdünnung einwirken kann. Dieser Vorstellung ist zu widersprechen, allein schon deswegen, weil angesichts der immensen Eindrücke - und damit auch möglicher »Abdrücke« - der vielen Stoffe in unserer Umwelt eine Spezifität abhanden kommt. Die »Abdrucktheorie« der Homöopathologen ist nicht nachvollziehbar.

Trotzdem - sicher ergeben sich immer wieder Erkenntnisse und Erfahrungen, die auf Anhieb nicht plausibel erscheinen. Lassen wir den Grundsatz gelten: Wenn es hilft und keine Nebenwirkungen hat - warum nicht?

Bewegungstherapien
Im Laufe der Zeit wurden von den Menschen verschiedene Methoden entwickelt, die mit Hilfe von Bewegungsübungen eine Harmonisierung von Körper, Geist und Seele erreichen sollen. Weiterhin dienen sie der Vorsorgemedizin in ganzheitlichem Sinne. Wir möchten ein geeignetes Beispiel herausgreifen und vorstellen:

Wushu
Wushu - eine jahrtausendealte Bewegungskunst, ist ein Erbe der chinesischen Kultur.
Die Existenz dieser traditionellen Körperübungen kann bis in die Jungsteinzeit zurückverfolgt werden. Heute findet man in China überall Kinder, Erwachsene und ältere Leute, die vielerlei Arten dieser anmutig gestaltenden Bewegungskunst üben. *Wushu* umfaßt ein breites Spektrum von Übungen, wobei traditionell zwei Richtungen unterschieden werden: die exoterische und die esoterische. Übungen der exoterischen Schule sind kraftvoll, verbunden mit vielen Sprüngen. Die esoterischen Bewegungsübungen sind besonders weich und anmutig. Zur letzten Kategorie gehören die Übungen des klassischen Tai Chi Chuan.
Im Rahmen der ganzheitlichen Allergietherapie sind besonders die Atemübungen wertvoll. In der exoterischen Variation, vor allem den »Übungen der Bauern«, wird eine richtig tiefe Atmung geübt. Neben diesen Übungen gibt es noch spezielle heilgymnastische Bewegungsfolgen und Atemübungen, in China »Tsi gong« genannt. Für die interessierten Leser empfehlen wir zum Kennenlernen das Buch von *Timothy Tung*: »Wushu«.

Atemtherapie
Natürlich gibt es auch Atemübungen, die aus unserem Kulturkreis stammen und ihren Platz bei der Behandlung etwa des Asthma bronchiale einnehmen.
Dabei dient die Atemtherapie der Verbesserung und Korrektur der meist fehlgesteuerten Atmungsabläufe. Besonderes Gewicht liegt dabei auf der Normalisierung der Ausatmung, da manche Asthmakranke durch angeschwollene Bronchialgänge und Schleimsekretion eine überdruckartige »umgekehrte« Erstickungsangst erfahren, die einen zusätzlichen psychischen Streß und Anstrengung der Atemmuskulatur bedeuten. Kinder sollten zum Beispiel mit spielerischen Übungen - Luftballon aufblasen, Seifenblasen, »Papa« sagen usw., - zu einer kontrollierten Ausatmung angeregt und trainiert werden.

Haltungsgymnastik

Des öfteren sind Haltungsschäden bei Kindern und Erwachsenen mit Asthma bronchiale zu beobachten. Hier ist zur Vorsorge eine Haltungsgymnastik indiziert. Tägliche gymnastische Übungen und auch therapeutisches Schwimmen sind zu empfehlen.

Yoga

Im Rahmen der ganzheitlichen Bewegungsübungen darf Yoga nicht unerwähnt bleiben.

Ähnlich wie Wushu gehört Yoga zum kulturellen Erbe eines asiatischen Volkes, wo die Anfänge sich im Dunkel der Frühgeschichte verlieren. Das indische Yoga besteht aus einem System von Gewohnheiten und Übungen, deren Mittelpunkt die Selbsterkenntnis über Körper, Empfindungen und Geist darstellt. Diese werden zur Selbstregulation und Selbstkontrolle eingesetzt. Vor allem die Methoden aus dem »Osten« sind ganzheitlich orientiert und deshalb empfehlenswert. Beim Yoga nehmen die Atemübungen einen bedeutenden Platz ein. Nicht nur deswegen sollte Yoga in die ganzheitliche Allergiebehandlung einfließen, sondern auch wegen seiner harmonisierenden Wirkung auf Körper und Psyche.

Reflexzonenmassage

Die Reflexzonenmassage wurde von dem amerikanischen Arzt *W. H. Fitzgerald* (1872–1942) entwickelt.

Durch Beobachtungen, die er bei Operationen machte, entdeckte er reflektorische Beziehungen verschiedener Zonen zu bestimmten Körperorganen. Die Reflexzonentherapie geht davon aus, daß durch Massage bestimmter Körperzonen – vor allem an den Füßen, Händen und am Kopf – die mit diesen in Verbindung stehenden Organe und Körperregionen positiv beeinflußt werden. Verwiesen wird der/die Leser/in hier auch auf Methoden wie die Akupressur. Es entwickelten sich Theorien der Einteilung der Reflexzonen. In der Literatur finden sich eine Reihe von Erfolgsberichten, auf die ausdrücklich verwiesen wird.

Akupunktur

Bei der Akupunktur werden durch Reizungen bestimmter Akupunkturpunkte – meist mit Nadeln – Erkrankungen, aber auch Empfindungen wie Schmerz und Juckreiz, günstig beeinflußt. Die aus China stammende Akupunktur ist über zweitausend Jahre alt. Die Stichtechnik und Stichtiefe ist für jeden einzelnen Punkt genauestens angegeben. Die Lokalisationen am menschlichen Körper werden über den *Meridianatlas* überliefert. Die Anwendung der Akupunktur setzt ein hohes Maß an Können und Wissen über diese Heilkunst voraus. Mit der Akupunktur ist schon vielen Patienten geholfen worden. Keineswegs beruht sie auf Suggestion, da die Wirkung auch bei Tieren beobachtet werden kann. Der Erfolg wird zum größten Teil von den Fähigkeiten des jeweiligen Akupunkteurs abhängen. Problematisch ist, daß die Verbreitung der Nadelstichtechnik außerhalb Chinas oft ohne jegliche Ausbildung - und ohne standardisierte Prüfung - von Autodidakten erfolgt.

Akupressur
Die Akupressur ist eine Massagetechnik bei der manuell durch Druck oder Reibung auf Akupunkturpunkten oder Meridianendigungen eine heilende Wirkung erzielt werden soll.
Akupressur ist eine relativ junge Entwicklung, die von der Akupunktur etwa im 20. Jahrhundert von ostasiatischen, vor allem von japanischen Masseuren ausging. Wunder sind von der Akupressur nicht zu erwarten, aber Schmerz- und Leidensdruckminderung - auch bei Allergikern. So gibt es bei der Akupressur spezifische Techniken für die Beseitigung von Heuschnupfen, Asthma und Hautleiden.

Elektroakupunktur
Die Elektroakupunktur wurde in den fünfziger Jahren von dem Arzt R. VOLL entwickelt und ist eine Kombination westlicher (physikalischer) Techniken unter Einbezug der chinesischen Kunst der Akupunktur.
Das elektrische Potential (Hautwiderstand) der von der chinesischen Akupunktur vorgegebenen Meridiane wird ausgemessen und pathologisch beurteilt. Es wird auf den Zustand des einzelnen betroffenen Organs geschlossen. Hier hat die Elektroakupunktur zunächst einmal diagnostische Funktion. Ist der Hautwiderstand gegenüber dem Normalwert erniedrigt, liegt ein Schwächezustand vor, ist er erhöht, wird das als Zeichen der Reizung oder Entzündung gedeutet. Auf die Akupunkturpunkte wird nun mit gegenläufigen elektrischen Strömen eingewirkt. Somit hat die Elektroakupunktur auch Erfolge im Sinne einer Elektroakupunktur-Analgesie, also als Narkosemöglichkeit. Inwieweit mit Hilfe der Elektroakupunktur auch die Wirksamkeit von Medikamenten oder gar Allergene ausgetestet werden kann, muß sich noch zeigen. Nach Meinung einiger Verfechter dieser Methode besteht für Allergiker die Möglichkeit, auf diese Art und Weise Nahrungsmittelunverträglich-

keiten festzustellen. Aus der eigenen Praxis muß gesagt werden, daß bei einer Reihe von Patienten, die Elektroakupunktur-Befunde in unser Therapiezentrum mitbrachten, nur wenig damit angefangen werden konnte, da sie mit der tatsächlichen Allergenität kaum übereinstimmten.

Elektrostimulation
Die Elektrostimulation nach *Weller* (1977) richtet sich gezielt auf die Stimulation eines Organs, die Nebennierenrinde. Die antiphlogistische Wirkung der Steroidhormone (Cortisol) soll - und das ist positiv anzumerken - durch endogene Hormone gesteigert werden. Hier muß sicherlich eine genaue endokrinologische Funktionsdiagnostik an den Anfang gestellt werden. Aufgrund der niedrigen Energie, die durch einen Generator als elektrisches Wechselfeld von einem halben Hertz aufgebaut wird (das sind 120 Impulse pro Minute - der normale Herzschlag liegt in derselben Größenordnung), sind kaum organische Nebeneffekte oder Schäden zu erwarten; insofern handelt es sich um eine für spezielle Nebennierenfunktionsschwächen anwendbare Therapiemethode, die verträglicher als exogenes Cortisol zu sein scheint.

Hydrotherapie und Kneipp-Kuren
Hydrotherapie ist der Oberbegriff für alle Heilmethoden, die therapeutisch das Wasser zur Anwendung bringen. Zum Beispiel: Aufgüsse, Wickel, Wannenbäder und Balnearium.
Diese Methoden fördern die bessere Wärme-Kälte-Adaption, und üben anregende Reizwirkungen auf Atmung und Kreislauf aus. Sie fördern die Durchblutung der Kapillaren in der Außenhaut, dämpfen die Infektionsanfälligkeit und geben der Haut auf natürliche Weise notwendige Feuchte und Wasseraufnahme. Die Hydrotherapie hat ihren festen Platz in der ganzheitlichen Allergietherapie.

Heilbäder
Bäder wirken über vier Ebenen auf den Organismus: Temperatur, Wasserdruck, Wassermoleküle selbst und gelöste Stoffe im Wasser. Über Temperaturveränderungen - temperaturansteigende Bäder, Wechselduschen warm/kalt - wird eine Verbesserung bzw. Normalisierung des Wärmehaushaltes erreicht, was einer Verbesserung der Widerstandskraft des Organismus gleichkommt. Über den Wasserdruck bei einem Vollbad wird eine Entlastung und Entspannung der Muskulatur erreicht. Das ist eine günstige Voraussetzung zur Lockerung von Verkrampfungen vor allem im Bereich der Atem-

und Atemhilfsmuskulatur. Insbesondere bei trockener Haut sind Bäder oft besser als die Anwendung abschließender Feuchtcremes. In einigen Ländern wie in der ehemaligen Sowjetunion (im Ural und Kaukasus), am Toten Meer und in Südspanien nutzt man traditionell Mineralgehalt, Salze und Schwermetallionen in heilbringenden Bädern aus.

Inhalationen
Meerwasser und Mineralquellen sind nicht nur heilbringend in Form von Bädern, sondern auch über die Inhalation. Das war schon bei *Hippokrates* bekannt. Die Inhalation von *Solen* nimmt ebenfalls einen festen Platz wegen seiner schleimhautabschwellenden Wirkungen in der kurativen Allergievorsorge ein.

Sauna
Sauna ist auch für Allergiker zu empfehlen. Hautreinigende und infektionsabwehrende Wirkungen sind bekannt. Hier können durch Aufgüsse auch Inhalationen betrieben werden.

Andere Methoden
Es gibt auf dem Gebiet der Hydrotherapie noch eine Reihe vielfältiger Abwandlungen und Kombinationen wie zum Beispiel das Bürstenbad - mit einem Schwamm wird hier herzwärts im warmen Halbbad gebürstet - oder der Gesichtsguß - Erwärmung des Gesichtes mit Infrarotlampen und anschließend Guß mit kaltem Wasser - oder andere Maßnahmen wie sie in den Kliniken in der Physikalischen Therapie Anwendung finden.
Zusammenfassend soll noch einmal betont werden, daß die Hydrotherapie einen besonderen Platz unter den alternativen Ansätzen für die ganzheitliche Allergiebehandlung einnimmt.

Bioresonanztherapie
Die Bioresonanztherapie geht von der Annahme aus, daß Krankheiten mit einer spezifischen Energieschwingung verbunden sind und durch kompensierende Energieschwingungen wieder geheilt werden können. Als Moratherapie wurden diese Behandlungsmethoden vor etwa zehn Jahren von dem Arzt *Morell* entwickelt.
Über Elektroden an der Haut werden die Schwingungen in ein Gerät geleitet, dort werden die krankhaften Energien »aufgehoben«, die harmonischen Schwingungen des Patienten verstärkt und über ein Kabel wieder zurückgegeben. Damit soll das körpereigene Regulationssystem unterstützt werden.

Ähnlich wie bei der Elektroakupunktur soll es möglich sein, mit diesem Verfahren Nahrungsmittelunverträglichkeiten herauszufinden.

Eigenbluttherapie

Die Eigenbluttherapie ist eine bemerkenswerte Möglichkeit der Allergiebehandlung. Sie ist eine Variante der Hyposensibilisierung, die durch Anwendung des Eigenserums der Komplexität biologischer Funktionen gerecht wird. Sie kommt damit auch der homöopathischen Grundidee sehr nahe. Die stoffliche Vielfalt des Blutserums bleibt erhalten. Dadurch, daß das eigene Serum verwendet wird, werden unnötige adverse Reaktionen des Abwehrsystems vermieden. Zwei Anwendungen werden empfohlen:

1. Das Blutserum des Allergikers wird zum Höhepunkt seiner allergischen Reaktionen entnommen und die krankheitserregenden Faktoren so modifiziert, daß bei Rückinjizierung hiergegen *neutralisierende* Antikörper gebildet werden.
2. Durch enzymatische Spaltung werden Antikörperfragmente hergestellt, die die pathogenen Faktoren und Antigene bei Reinjizierung binden. Auf diese Weise werden auch komplementabhängige Prozesse unterdrückt (siehe Kapitel 4).

Die Eigenbluttherapie ist besonders geeignet für Autoimmunerkrankungen und hier angezeigt für entsprechende rheumatische Beschwerden. Auf der anderen Seite müßten systematische Untersuchungen dieses doch ziemlich massiven Eingriffes auf die immunologischen Vorgänge im Organismus die Allgemeingültigkeit der Eigenblutbehandlung überprüfbar machen.

Frischzellentherapie

Bei dieser Methode werden den Patienten Zellen - zum Beispiel von jungen Kälbern oder Bergschafen - injiziert.

Dabei sollen diese »Frischzellen« zu altersschwachen Organen, wie der Thymusdrüse, wandern, diese beleben oder reparieren. Diese Behandlungstechnik ist als sehr zweifelhaft einzuschätzen. Es sind bereits einige tödlich verlaufenden Behandlungen bekannt geworden. Schwere Schockzustände durch allergene Wirkungen sind ein ernstzunehmendes Risiko.

Das Bundesgesundheitsamt hat Zelltherapeutika dieser Art deshalb verboten.

Symbioselenkung

Sehr häufig wird in der Naturheilpraxis die Symbioselenkung angewandt. Die Bedeutung dieser Methode erscheint plausibel, wenn man davon ausgeht, daß pathogene Keime (Krankheitserreger) im Darm für erhebliche Unruhe sorgen können und immunologische Wirkungen aufweisen (siehe Kapitel 4 und 5). Insbesondere im Kindesalter werden mit der sich entwickelnden Darmflora Weichen gestellt. Dies geschieht in Zeiten, wo Dysbiosen mit allergischen Erkrankungen häufig einhergehen.

In diesem Zusammenhang werden häufig Candida-Intoxikationen - also Pilzbefall der Darmschleimhaut - beobachtet, wo eigentlich Bakterien die Oberhand behalten sollten. Inwieweit bei Erwachsenen überhaupt mittels gezielter Symbioselenkung etwas zu machen ist, wird von manchem medizinischen Mikrobiologen bezweifelt. Im Laufe der Lebensjahre hat sich nämlich eine so festgesetzte Symbiose mit den Darmbakterien ergeben. Es ist schwer, hier noch Einfluß nehmen zu wollen.

- Eine der Behandlungsmethoden bezieht sich auf direkte orale Einnahme von »gesunden« Keimen,
- die andere Methode wird über intravenösen Eingriff gegeben und fördert das Wachstum der »guten« und hemmt die »bösen« Keime.

Auch hier ist die ausführliche Analyse der Mikroorganismen im Stuhl an den Anfang der Behandlung zu stellen.

Wir glauben, daß die sehr teure Symbioselenkung besser in das Problemfeld der Ernährung gehört und hier für die akute und langzeitgemäße antiallergische Darmflorabeeinflussung (Sanierung) geeigneter ist.

Enzymtherapie

Die Enzymtherapie geht davon aus, daß die Einnahme von Enzympräparaten - bei stoffwechselbedingten Allergien - eine Besserung der allergischen Symptomatik bedingt.

Die Autoren des Buches »Bittere Pillen« zitieren Aussagen der Arzneimittelkommission der Deutschen Ärzteschaft zu diesem Problem: »Die Häufigkeit der Einnahme von Enzympräparaten steht im umgekehrten Verhältnis zur medizinischen Indikation ...« Sie seien nahezu ideale Placebos, würden vom Körper nicht aufgenommen, d.h. vorher abgebaut und unwirksam. Sie hätten aber keine Nebenwirkungen. Indiziert seien solche Präparate beim Ausfall von mehr als 80 Prozent der Bauchspeichelsekrete in den Dünndarm.

Milchpeptide
Hier wird ein altes indisches Rezept zur Behandlung bei Entzündungen mit saurer Kuhmilch modifiziert und auf den Pharmamarkt gebracht. Nach enzymatischem Abbau von Kuhmilch und Eiweißstoffen werden die entstandenen Peptide aufgetrennt und sowohl lokal (an der Hautoberfläche) wie auch systemisch (oral oder intravenös verabreicht) angewandt.
Bei einer Reihe von Ärzten, die dieses Präparat von Professor *Gauri* bei ihren Patienten testeten, kamen gute Resultate zustande. Bei einigen Patienten sollen sich die ekzematösen Hautentzündungen vermindert haben.
Nach anfänglichen Problemen bei der Zulassung nach dem Arzneimittelgesetz ist dieses Präparat beim Bundesgesundheitsamt nach unserem Wissen noch nicht anerkannt worden.

Phytotherapie
Die Phytotherapie ist die Behandlung mit Heilpflanzen. Es existieren eine Unmenge von Rezepten und Rezepturen von Heilpflanzen und deren Extrakten. Diese, oft als Hausmittel althergebrachten, Arzneien beruhen, wie wir es bereits mehrfach feststellen konnten, zumeist auf jahrtausendealten Erfahrungen und regionalen Spezifitäten.
Daher ist auch der Umgang mit den Heilpflanzen von Land zu Land verschieden. Auch heute stellt sich die Situation in anderen Ländern, oft beeinflußt durch repressive Maßnahmen der herrschenden Schulmedizin, sehr unterschiedlich dar. In Spanien zum Beispiel dürfen Naturheiler nicht praktizieren und alte bewährte Rezepte aus den oft vorzüglich wirkenden mediterranen Heilpflanzen anwenden. Und in Deutschland fordert der Gesetzgeber, daß ihre Qualität, Wirksamkeit und Unbedenklichkeit genauso geprüft wird, wie es nach dem Arzneimittelgesetz für synthetische Pharmaka gefordert ist. Dabei muß davon ausgegangen werden, daß Pflanzen aus einer so großen Vielfalt von Stoffen bestehen, die nur in der Harmonie der Zusammensetzung ihre volle Wirksamkeit entfalten können. Analytisches Denken ist hier bisweilen wenig förderlich (auch im klassisch wissenschaftlichen Verständnis).
Manche Pharmafirma reagiert auf den Trend zum Naturheilmittel und setzt dieses werbewirksam ein. Hier ist jedoch Mißtrauen angesagt. Genauso fragwürdig ist die Vermischung pflanzlicher Stoffgemische mit synthetischen Chemikalien.
Naturheilmittel aus Pflanzen stellen in vielen Bereichen eine echte Alternative im Rahmen der ganzheitlichen Allergietherapie dar. Es

muß jedoch auch hier darauf geachtet werden, ob ein Sensibilisierungsrisiko gegen pflanzliche Bestandteile besteht und ob die Behandlung durch die genaue Beobachtung des Gesundheitszustandes bzw. Krankheitsverlaufs komplettiert werden muß.
Da die Phytotherapie in unserem Land in der Allergiebehandlung noch relativ unbekannt ist, und es nur einige wenige Naturheilärzte gibt, denen ausreichende Erfahrungen zuzutrauen sind, stehen wir noch am Anfang einer zukunftsweisenden Entwicklung. Auch wir (d. Verf.) wissen, daß zur ganzheitlichen Allergiebehandlung die Anwendung von Heilkräutern gehört wie der Deckel zum Topf.
Obwohl wir an dieser Stelle auf weitere Ausführungen verzichten, werden wir doch die Anwendung von Heilkräutern in unser Therapiekonzept aufnehmen und Schritt für Schritt vervollständigen. Die mediterranen Kräuter und Pflanzen eröffnen ein schier unermeßliches Feld für die Phytotherapie.

16. Das ganzheitliche Behandlungskonzept

Nachdem im vorangegangenen Kapitel verschiedene Allergiebehandlungsansätze kritisch erörtert wurden, wollen wir im folgenden unser »eigenes« Behandlungskonzept vorstellen.
Einerseits haben wir versucht, die originellen Ideen aus bisher bewährten ganzheitlichen Ansätzen zu übernehmen und die ärztlichen sowie kurativen Anwendungen daraus abzuleiten. Auf der anderen Seite sind es die Erfahrungen nach mehrjähriger Praxis und Umgang mit den Patienten und Begleitpersonen, die in unser ganzheitliches Behandlungskonzept einfließen. Es wäre falsch, davon auszugehen, daß nun alle Methoden und Anwendungen auf dem Markt der Möglichkeiten schulmedizinischen Wissens sowie der beschriebenen Naturheilverfahren in dem vorliegenden Programm Berücksichtigung fänden. Das wäre auch der falsche Weg. Es kann nur noch einmal betont werden, daß »ganzheitlich« nicht gleichzusetzen ist mit »möglichst alles«. Gerade das würde der Idee des »Ganzheitlichen« widersprechen, würde der individuellen Bedürfnisstruktur des Patienten nicht gerecht werden und die spezifischen Möglichkeiten der Gesundheit förderlichen Umwelt und regionale Besonderheiten eines Heilklimas außer acht lassen.

Südspanien bietet für Allergiker ein günstiges Klima. Ähnlich wie es von den Salzseen in Israel oder den trockenen Regionen Armeniens in der ehemaligen Sowjetunion her bekannt ist, herrscht auch am Mar Menor an der Costa Cálida ein besonders mildes Meeresklima, und auch im Winter scheint die Sonne.
Damit sind die Heilchancen allergischer Erkrankungen der Haut, der oberen Atemwege und der Lunge besonders erfolgversprechend. In dem Allergie-Therapie-Zentrum wird in dieser Region erstmalig ein umfassendes Programm im Sinne der Vorsorge und ganzheitlichen Behandlung angeboten. Neben der Klimatherapie werden biologisch ökologische Therapiemethoden angewandt.

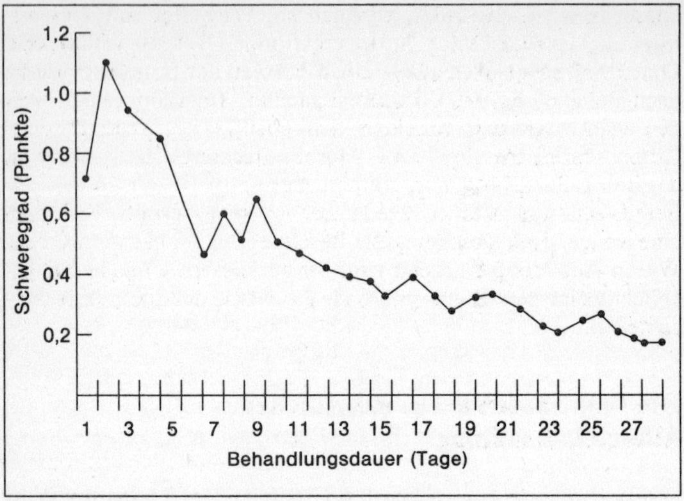

Abbildung 8: Kurverlauf (Beschwerden) bei einer Gruppe von Neurodermitis-Patienten

Da nach dem heutigen Stand der Wissenschaft schwere Allergieformen nicht heilbar sind, muß versucht werden, durch gesunde Umwelt und Ernährung die Krankheitssymptome weitgehend auszuschalten. Es gilt also, das moderne ganzheitliche Therapiekonzept nach den Grundsätzen der Umweltmedizin mit Schwerpunkt der klassisch kurativen Maßnahmen einer Klimatherapie zusammenzustellen. Alle Möglichkeiten um die chronischen Erscheinungsformen allergischer Krankheiten zu mildern, müssen ausgenutzt werden.

Nach den eigenen Erfahrungen und aufgrund der Forschungsergebnisse sind neben der Ernährung und anderen Umweltfaktoren Sonne und Meeresklima ausschlaggebend für die Behandlung von

- Neurodermitis
- Nesselfieber
- Fließschnupfen und Augentränen
- Asthma bronchiale
- Formen der Nahrungsmittelallergien

Diese »klassischen« Allergieformen sind begleitet von Juckreiz, Migräne, Hyperaktivität, Superinfektionen, Herpes-Anfälligkeit, Dysbiosen, sowie allen allgemeinen Formen der Immunschwäche nach Behandlung mit Cortisonpräparaten. Traditionsgemäß werden auch rheumatische Leiden, Schuppenflechte, Akne, Pseudo-Krupp, chronische Bronchitis, Morbus Bechterew und andere in das Behandlungsprogramm miteinbezogen.
Bereits schon nach zehn Tagen kann bei Neurodermitis-Patienten eine weitgehende Besserung der Beschwerden beobachtet werden. Wie in Abbildung 8 gezeigt wird, ist bei diesem Untersuchungskollektiv eine periodisch variierende Abnahme der Symptome festzustellen.

Die fünf Säulen der ganzheitlichen Allergiebehandlung

Die Behandlung wird nach den Prinzipien der Umweltmedizin durchgeführt. Dabei werden die klassischen Methoden der Schulmedizin miteinbezogen. Die wesentlichen Erkenntnisse sind auf nationalen und internationalen Tagungen der Schulmedizin und in den Verbänden und Selbsthilfegruppen vorgestellt worden. Sie gliedern sich nach den folgenden Gesichtspunkten:

I. Säule: Umwelt
- Sonnenbestrahlung
- Heilwasser und Sedimente mit günstiger Mineralienzusammensetzung
- Schadstoff- und allergenarme Luft

II. Säule: Wohnen
- Schadstoffarme Baustoffe
- Leicht zu reinigen (Hausstaubmilbe, Pilze ...)
- Keine Teppiche
- Gute Durchlüftung
- Keine staubgebenden Heizkörper

III. Säule: Ernährung
- Vielfältige und vollwertige Ernährung
- Lebensmittel überwiegend aus kontrolliert ökologischem Anbau
- Vermeidung eindeutiger Allergene
- Weitgehende Vermeidung von Zusatzstoffen

- Weitgehend frei von Schadstoffen
- Weitgehende Vermeidung von Arzneimitteln
- Vermeidung von Sucht- und Genußmitteln wie Tabak, Alkohol, Süßigkeiten, Kaffee und ähnlichem.

IV. Säule: Lebensgestaltung
- Allergenarme, weiche Kleidung
- Heilbäder
- Haustiere nicht im engen Wohnbereich
- Vermeidung von Infektionen
- Bewegung und Atemgymnastik
- Musiktherapie
- Segeln
- Gestaltung des sozialen Umfeldes
- Fortbildung, Hilfe zur Selbsthilfe

V. Säule: Untersuchungen
- Anamnesen und ärztliche Untersuchungen
- Serodiagnostik und Laboruntersuchungen
- Umweltanalytik

Im einzelnen: siehe auch Kapitel 6

Umwelt

Sonnenbestrahlung

Die Heilwirkung der Sonne kann bei der Behandlung von Allergien nicht hoch genug eingeschätzt werden. Da die biologischen Prozesse von verschiedenen Wellenlängen abhängig sind, ist es notwendig, daß das gesamte Sonnenspektrum auf den Menschen einwirken kann und nicht nur monochromatisches Licht, wie es in einigen Hautkliniken Anwendung findet. Das Sonnenlicht wirkt sowohl bakteriostatisch oder allgemein desinfizierend, als auch anregend für fibrinogene sowie pigmentierend hormonelle Aktivierung in der Haut.

Auf der anderen Seite gibt es die natürlichen Schutzfilter - wie die Ozonschicht -, die einem schädlichen Zuviel bestimmter Wellenlängen entgegenwirken. Um so mehr ist die Forderung berechtigt, der weiteren Umweltzerstörung durch leichtflüchtige Schadstoffe (z.B. FCKW) und der damit verbundenen Auflösung der stratosphärischen Ozonschicht endlich Einhalt zu gebieten.

Meerwasser, Sand und Schlick
Seit Menschengedenken ist das Mar Menor nicht zuletzt wegen seines gesundbringenden Salz- und Jodgehaltes für seine Heilwirkung bekannt. Konzentration und Ausgewogenheit der Minerale sind ausschlaggebend für die Stabilisierung der natürlichen Mikroflora auf der Haut.
Der intensive Kontakt mit Sand sowie Schlammbädern und Schlammpackungen führt zu erstaunlich heilbringenden Effekten. Nicht nur für die Haut, sondern auch für innere Organe. Natürlich ist diese Art der Behandlung bei sehr stark lädierter Haut nicht möglich, zumindest nicht bei Kindern, die den brennenden Schmerz bei Salzeinwirkung nicht erdulden können.
In dem Therapiezentrum existiert ein Balnearium, wo das Meerwasser in Badewannen soweit nötig mit Süßwasser gemischt und zusätzlich vorgewärmt wird. So ist ein langsames Heranführen an höhere Salzkonzentrationen möglich.

Saubere Luft
Saubere, das heißt schadstoffarme und allergenarme, Luft ist heutzutage nur noch auf dem Meer oder an der Meeresküste zu finden. Wenig Industrie in der Umgebung und die ständigen Luftbewegungen sind der Vorteil. Ein nachteilig wirkendes Reizklima, wie es zuweilen auf Insellagen vorherrscht oder in den nördlichen Küstenregionen, bleibt an der Costa Cálida nahezu ganzjährig aus. Auf diese Weise verbindet das Allergie-Therapiezentrum am Mar Menor in idealer Weise beides:
- Einerseits die Vorzüge eines raschen Luftaustausches unter Ausschluß jedweder inversen allergenanreichernden Wetterlage,
- auf der anderen Seite ist durch das nahegelegene Mittelmeer genügend saubere Luft und damit Reduzierung des Allergengehaltes gegeben.
- Auf einem Segelboot kann in dem ruhigen Lagunengewässer gänzlich den Aeroallergenen (Allergene in der Luft) entflohen werden.

Wohnen

Schadstoffarme Baustoffe
Eine wesentliche Erfahrung der Umweltmediziner war es, herauszufinden, daß die Konzentrationen von Schadstoffen aus modernen Baumaterialien in den Innenräumen zu chronischen Erkrankungen führen kann.
Bei einer Allergiebehandlung muß diese Krankheitsursache beach-

tet und ausgeschlossen werden. Grundsätzlich ergeben sich zwei Möglichkeiten:

- Leben und Arbeiten möglichst außerhalb von Räumen,
- Es werden Baumaterialien verwendet, die keine Schadstoffe ausgasen.

In dem Therapiezentrum am *Mar Menor* sind bekannte Innenluftschadstoffe wie Formaldehyd, radioaktives Radon sowie andere flüchtige organische Verbindungen nicht nachweisbar.

Leicht zu reinigen

Bedingt durch das Klima ist die südländische Bauweise prädestiniert für allergiekranke Menschen.

Hier gibt es grundsätzlich keine verklebten Teppiche, keine (Stoff-) Tapeten, keine Fenstergardinen und keine ominös verkleideten Heizkörper. Somit sind Staubfänger und »Nistplätze« für Mikroorganismen sowie Insekten und Kleintiere - insbesondere die Hausstaubmilbe - nicht zu finden.

Auf der anderen Seite gestaltet sich das Reinigen in diesen Räumen durch einfaches Abwischen, schnelles Trocknen, durch gute Durchlüftung problemlos. Feucht schimmeliger Schmutz ist in den heißen Perioden nicht vorhanden.

Die in unseren Breiten in übertriebenem Maße verwendeten Stoffbehänge, Gardinen, Stofftapeten, Teppiche, Auslegwaren fehlen in der traditionell spanischen Wohnlandschaft gänzlich. Dadurch sind mikrobielle und insektizide Belastungen weitgehend eingeschränkt.

Keine Heizung

Aufgrund der günstigen klimatischen Verhältnisse sowie der relativ hohen Temperaturen zur Winterzeit sind staubaufwirbelnde Heizkörper nicht nötig.

Sollten die Temperaturen einmal niedriger als 10 Grad Celsius sein, was in den Nächten im Januar und Ferbruar möglich ist, kann durch kleine elektrische Öfen aufgewärmt werden.

Im Winter 87/88 habe ich regelmäßig die Lufttemperaturen am Mar Menor gemessen. Trotzdem des für spanische Verhältnisse extrem kalten Jahres ist das Klima verglichen mit unseren Breiten durchgehend sommerlich.

Meistens wärmen sich die Wände durch die Mittagssonne so stark auf, daß auch zur Nacht die Wärmerückstrahlung ausreichend ist. In dem Therapiezentrum am Mar Menor existieren deshalb in den Räumen keine Heizungen. Eine Klimaanlage ist ebenfalls nicht nötig. Ihr Nachteil würde in der Verbreitung und dem Transport infektiöser Keime bestehen.

Ernährung

Vollwertige Ernährung aus kontrolliertem Anbau

Wie in den vorangegangenen Kapiteln erläutert, spielt die Ernährung bei der Behandlung von Allergien eine zentrale Rolle.

In dem hier vorgestellten Therapiekonzept soll dieser Tatsache Rechnung getragen werden. Auf die individuellen Gegebenheiten und Bedürfnisse des Patienten eingehend, und nicht mit dogmatischem Zwang, wird eine vielfältige vollwertige Ernährung durchgeführt. Es soll an dieser Stelle nicht darüber diskutiert werden, ob die Vollwerternährung so, wie sie von einigen Ernährungsexperten propagiert wird, ein besonderes Patent oder gar ein wissenschaftliches Konzept darstellt, das sich von den Regeln einer gesunden Ernährung abhebt. Das sind Themen und Problemkreise, die Gegenstand theoretischer Exkurse in Seminaren und Fortbildungskursen mit den Patientengruppen sein sollen.

Nach dem Kuraufenthalt werden die Familien in der Lage sein, auch zu Hause einen Speiseplan aufzustellen, der den Prinzipien der Vollwerternährung entspricht. Die individuell ermittelten Hauptallergene werden berücksichtigt. Trotzdem ist die Vollwertigkeit der Ernährung gewährleistet.

Besonders geeignet für die vorsorgliche Suche nach Allergenen und Allergengruppen in Nahrungsmitteln ist die Rotationsdiät, die in modifizierter Form am ehesten als eine kontrollierte dynamische Vollwerternährung bei Allergiebehandlung (siehe Kapitel 11) zu bezeichnen ist.

Wesentliche Voraussetzungen - wie sie im Kapitel 10 zu den verschiedenen Ernährungsbehandlungen schon angesprochen werden - sollen nun noch einmal zusammengefaßt werden.

Vermeidung und dynamische Anwendung eindeutiger Allergene

Aus der Anamnese, aus den Befunden der Provokationstests sowie aus den Laboruntersuchungen ergeben sich eindeutige Allergene, die erst einmal aus der täglichen Ernährung ausgeschlossen werden.

Je nach Alter des Allergiekranken wird ein Speiseplan erstellt, in

dem einzelne Allergene oder Allergengruppen in definierter Menge enthalten sind. Die tägliche Steigerung der Allergene wird durch Erstellen eines Wochen- bis Monatsernährungsprogrammes gewährleistet. Ausgewogenheit des Nährwertgehaltes und Schmackhaftigkeit müssen zu einer ausreichenden Akzeptanz bei dem Patienten führen, und das Gegengewicht zum Aufwand und zur Mühe bei der Selbstkontrolle darstellen.
Es bleibt der Entscheidung des Patienten und des Arztes überlassen, zu welchem Zeitpunkt das Ernährungsprogramm beendet wird - spätestens aber dann, wenn die allergischen Erscheinungsformen verstärkt eintreten. Der Muskeltest, auf den ich später noch näher eingehen werde, oder Pulsmessungen können gute Beurteilungshilfen für die allergische Reaktion sein.

Weitgehende Vermeidung von Zusatzstoffen und Schadstoffen
Bei allen Lebensmitteln wird darauf geachtet, daß sie keine Farbstoffe, Konservierungsmittel, Emulgatoren oder Stabilisatoren, Aromastoffe oder ähnliches enthalten. Es wird der Versuch unternommen, die Lebensmittelrohstoffe direkt vom Produzenten zu kaufen. Dadurch ist die optimale Kontrolle gegeben, daß keine Zusatzstoffe in die Lebensmittel geraten. Diese Möglichkeit ist in besonders günstigem Maße in einer ländlichen Region direkt in der Nähe eines Fischerortes gegeben - so wie am *Mar Menor* in Südspanien. Der persönliche Kontakt zu dem *Campesino*, dem Bauern auf seiner kleinen Farm, oder den *Pescadores*, den Fischern am Hafen, gewährleistet den Bezug frischer landwirtschaftlicher Produkte oder von unverarbeitetem frischen Fisch direkt aus dem Mittelmeer. Inzwischen gibt es auch eine Organisation von spanischen Biobauern, die ihre Produkte unverfälscht vermarkten.
Durch das Allergie-Therapie-Zentrum ist in unmittelbarer Nähe ein biologischer Gemüseanbau initiiert worden, der uns ganzjährig mit frischen Produkten versorgt.

Vermeidung von Sucht- und Genußmitteln
Zu diesem Thema ist im vorangegangenen Kapitel schon einiges gesagt worden. Es soll deshalb hier nicht noch einmal vertieft werden. Bei »Abhängigkeitsproblemen« wird die Psychologin eingeschaltet.

Vermeidung von Arzneimitteln
Soweit nicht anders vom behandelnden Arzt verordnet, werden während der Kur Arzneimittel möglichst ausgeschlossen. Inwieweit Medikamente direkt oder indirekt akut oder chronisch allergische Leiden mithervorrufen, ist nur schwer zu klären und muß deshalb in der Eingangsanamnese mit besonderer Gewichtung geprüft werden. Die Erfahrung aus den ersten Patientengruppen am *Mar Menor* zeigt, daß schon bald nach Ankunft im Therapiezentrum Präparate mit Kortikosteroiden abgesetzt werden können, so daß man sich ganz auf die Ernährungsbehandlung einstellen kann.
So wie die Medikamente sollen Süßigkeiten eingeschränkt werden. Der Verzehr von Kaffee und Alkohol ist zu meiden. Aktives und passives Rauchen ist ganz einzustellen.
Die gesunde Ernährung soll rundum zur Stabilisierung des gesamten Organismus führen. Nur so kann die optimale Abwehr allergischer Anfälle erzielt werden.

Lebensgestaltung

Allergenarme weiche Kleidung
Sehr wahrscheinlich hat die Bekleidung bei Allergien heutzutage eine viel größere Bedeutung, als man gemeinhin annimmt. Das gilt in erster Linie für die anhaltenden Hautekzeme und den Juckreiz. Es muß deshalb darauf geachtet werden, daß die am Körper anliegende Kleidung weich ist und wenig Reibung verursacht. Wesentlich ist weiterhin, daß die Kleidung allergenarm ist. Imprägnierungsstoffe, Kleiderfarben und Reste von Waschmitteln können nachweislich Allergien auslösen beziehungsweise zur Sensibilisierung führen.
Je nach Allergie muß neben den Kleiderstoffen auch auf Bettwäsche, Handtücher, Taschentücher und alle Stoffe geachtet werden, mit denen die Haut in einen direkten Kontakt kommt. Es gilt das Gebot: wenig Kunststoffe, wenig synthetische Faserstoffe zu verwenden. Baumwolle sowie Seide sind besonders geeignet, soweit sie fein gewebt sind und keine spezifischen Allergien hiergegen vorliegen. Erfahrungsgemäß können auch Mischgewebe mit synthetischen Anteilen verwendet werden, soweit sie gut verarbeitet sind und eine leicht zu reinigende Konsistenz aufweisen.

Heilbäder
Häufig wird auf das regelmäßige Waschen und Duschen der Haut zu wenig Wert gelegt.

Die hiermit vollzogene Hygiene ist aber lebensnotwendig für den Allergiker.
Durch heilbringende Bäder und Duschen wird der oft trockenen Haut eine Wasseraufnahme von außen ermöglicht.
Auch beim Waschen sollten nur einfache Seifen, möglichst milde Kernseife, ohne besondere Duft-, Farb- und Konservierungsstoffe Anwendung finden, ebenso beim Haarewaschen.
Hiermit wird auch dem Umweltgedanken zur Vermeidung von Waschmittel- und Tensidbelastungen Rechnung getragen.

Haustiere nicht im Haus
Der Verzicht auf Haustiere in der Wohnung ist besonders für allergiekranke Kinder beklagenswert.
Zu den häufig auftretenden natürlichen Allergenen sind Tierepithelien von Katze, Hund, Ziervögeln und anderen Kleintieren zu zählen.
Bei der Allergiebehandlung ist also streng darauf zu achten, daß sich keine Haustiere in den Innenräumen aufhalten. Tierhaare und -schuppen sind nur schwer wieder aus den Innenräumen zu entfernen. Von diesen organischen Stoffen können andere Allergene – wie die Hausstaubmilbe –, die sogar noch stärkere Auswirkungen nach sich ziehen als die Haustiere selbst, leben. Ähnliches weiß man ja auch von anderen Parasiten wie Flöhen, Zecken und Würmern, die von Tieren in den Haushalt hereingebracht werden. Relativ unbedeutend ist es, wenn man mal ein Tier außerhalb des Hauses streichelt oder anfaßt. Es sei denn, eine spezifische Allergie gegen diese Tierart wurde bereits festgestellt.
Die andauernde Belastung in Innenräumen muß als eine der Hauptursachen für allergische Erkrankungen und Sensibilisierungen angesehen werden.

Vermeidung von Infektionen
Die bereits angesprochenen hygienischen Maßnahmen bei der Behandlung von Allergiekranken zielen weitgehend darauf ab, Infektionen und Epidemien gering zu halten.
Kleinstlebewesen – also Viren, Bakterien, Pilze und Hefen – besitzen eine starke antigene Wirkung und sind damit zu den Hauptallergenen zu zählen. Wie in Kapitel 2 und 9 beschrieben, werden Nahrungsmittelallergien zeitweilig erst durch Infektionen bzw. infektiöse Erkrankungen hervorgerufen oder ausgelöst.
Jeder noch so reinlich geführte Haushalt ist aber sinnlos, wenn der Patient selbst – und bei allergiekranken Kindern die Eltern – nicht

die wichtigsten hygienischen Prinzipien zur Vermeidung von zuviel (!) Ansteckungskrankheit im täglichen Leben und Umgang mit anderen Menschen gelernt haben. Intensive Fortbildungsmaßnahmen sind notwendig – aber auf keinen Fall das Desinfektionsmittel aus der Sprühdose!

Bewegung und Atemgymnastik

Bewegungsprogramme wie Yoga und Wushu werden angeboten (siehe Kapitel 15), ebenfalls eine spezielle Atemgymnastik. Bei Kindern mit asthmatischen Beschwerden ist zusätzlich ein tägliches Bewegungsprogramm sowie die Krankengymnastik erforderlich.

Musiktherapie

Eine spezielle Musiktherapie wird ebenfalls miteinbezogen. Tanzen, Singen und Musikinstrumente spielen ist allerdings nicht jedermanns Sache. Hier werden gezielt die Behandlungsmöglichkeiten durch die in Kapitel 13 beschriebenen psychosomatischen Ansätze ergänzt. Hervorzuheben ist, daß die traditionelle Folklore in den meisten mediterranen Ländern durch Tanzen nach ostinaten (pulsierenden) Rhythmen eine besonders günstige und für den Europäer leicht erlernbare Form der Körperbewegung darstellt. In Südspanien ist die Sevillana eine folkloristisch vereinfachte Form des Flamencos, der mit viel Spaß und auch Körperkonzentration getanzt werden kann. Hier bieten sich aber auch lateinamerikanische Musikformen wie Mambo, Rumba, Salsa und Samba an. Mit Rhythmusinstrumenten und Percussion können alle Patienten in der Therapiegruppe an der entspannenden Fiesta teilnehmen. Durch regelmäßigen Unterricht wird eine Hilfe zur Selbsthilfe praktiziert, die auch für daheim eine geeignete Vorsorge bietet.

Segelbootexkursionen

Bereits in den sechziger Jahren fuhr regelmäßig ein erfahrener Segler mit Allergikern auf seinem Segelschiff von England aus in die nordafrikanischen Gewässer.

Die Möglichkeit, einmal gänzlich allergenfreie Meeresluft atmen zu können, ist damit geboten worden. Dies ist ein nicht zu unterschätzendes Vorsorgeprinzip. Auch in unserem Therapiekonzept soll dieser akuten Behandlungsmöglichkeit – insbesondere gegen die asthmatische Leiden – Rechnung getragen werden. Segeln auf der ruhigen Lagune ist ein integraler Bestandteil der Allergiebehandlung.

Gestaltung des sozialen Umfeldes
Wesentlich können Wohlwollen, Verständnis und Einfühlungsvermögen der Mitmenschen den Krankheitsverlauf mithelfen, günstig zu gestalten. Das ist nicht zu erzwingen - wird in der Gruppe aber unter Anleitung »geübt«.
Mein langjähriger Freund und Ratgeber, *Werner Opree*, leider viel zu früh verstorben, hat selbst als Betroffener an vielen Studien zur Aufklärung der Allergien gearbeitet. Er hat mit seiner Habilitationsarbeit einen wesentlichen Beitrag zur Aufklärung des Auftretens von Atopien im Kindesalter vorgelegt. Er hat immer darauf hingewiesen, daß die Eltern dem allergiekranken Kind eine starke Zuneigung zuteil kommen lassen sollen. Das ist auch der wesentliche Tenor des Buches von dem Norweger Arzt *Kjiel Aas* über das allergiekranke Kind.
Eine wesentliche Voraussetzung für den Erfolg einer Therapie stellt auf der einen Seite der Körper- und Hautkontakt zwischen allergiekrankem Kind und Mutter bzw. Vater dar. Auf der anderen Seite müssen die übertriebene Dramatisierung sowie hysterische Reaktionen verhindert werden. Die Möglichkeiten, sich mal austoben zu können, ohne zuviel hinderliche Bekleidung am Strand herumlaufen zu können, sind besonders vorteilhaft. Ungehemmtes Spiel und Bewegung sowie die gezielte tägliche Gymnastik sollen in einen Einklang gebracht werden.
In Gruppen- und Einzelgesprächen werden die Möglichkeiten erörtert, symptomverstärkende Spannungen aufgrund des Unverständnisses und Widersinnigkeiten aus dem sozialen Umfeld zu mildern. Auch hier wird die Psychologin zu Rate gezogen.

Fortbildung - Hilfe zur Selbsthilfe
In Seminaren werden Vorschläge unterbreitet, wie das »Schicksal« Allergie am besten in die eigenen Hände genommen werden kann. Angebote von Selbsthilfeorganisationen sowie einschlägige Institutionen - Krankenkassen, Betriebskassen, Berufsgenossenschaften, Vereine, Verbände, Parteien und Kliniken - werden gemeinsam untersucht und Informationen sowie Hilfsmaterial angefordert. Fragen der Nachbarschaftshilfe und Selbstversorgung werden erörtert.

Untersuchungen

Anamnesen und ärztliche Untersuchungen
Anamnesen werden bereits vor der Kur durch Fragebogenaktionen begonnen - gegebenenfalls auch die ärztlichen Voruntersuchun-

gen. Die Ärzte sind neben ihrer klinischen Erfahrung (in dermatologischen und rheumatologischen Krankenhäusern auch in Naturheil- und Erfahrungsmedizin geschult. Soweit wie möglich werden sanfte Methoden angewandt. Das gilt für die Diagnose genau so wie für die Therapie. Die Eigenuntersuchung wird mit dem behandelnden Arzt geübt.
Unter anderem kommt folgendes ärztliches Untersuchungsprogramm zur Anwendung: Fotodokumentation, Anamnesen, allergologischer Status, Histamin-Sensibilitätstests, klinische Untersuchungen, Hauttests, Muskeltests, Bronchialer Hyperreaktivitätstest, Patiententagebuch sowie Serodiagnostik und andere Befunde.

Serodiagnostik und andere Laboruntersuchungen (siehe Kapitel 4)
Die modernen Methoden der Blutuntersuchung sind auch im Falle der Allergien eine Hilfe, aber noch kein eindeutiger Hinweis auf dem Weg zu dem richtigen Behandlungsprogramm. Es sollte möglichst früh geprüft werden, ob das Blutbild sowie die Antikörperzusammensetzung im Blut auf eine hochgradige Atopie schließen kann. Ebenfalls sollte die Suche nach den spezifischen Allergenen durch Laboruntersuchungen unterstützt werden.
Soweit sich Schadstoffe und Biozide im Blut oder Urin nachweisen lassen, können auch hier Rückschlüsse auf die allergene Belastung gezogen werden. Die sehr aufwendigen Analysetechniken sind nur in Einzelfällen möglich. Wo berechtigte Hinweise aus der Fragebogen-Anamnese vorliegen, sind Laboruntersuchungen durchzuführen. Wir denken zum Beispiel an den Nachweis schwer abbaubarer Pestizide oder Lösungsmittel aus Blut- und Urinproben.

Umweltanalytik
Soweit sich aus der Anamnese Hinweise ergeben, daß aufgrund der allgemeinen und/oder der Belastung in den Innenräumen die chronische Belastung des Patienten wesentlich beeinflußt wird, werden von der *Umweltberatung Fulda* (ULF) auch Umweltmessungen durchgeführt. Das Untersuchungsprogramm wird durch Schadstofftests in Lebensmitteln komplettiert.
Die Analyse von Grundstoffen, also Eiweiß, Kohlenhydrate und fett- beziehungsweise lipidhaltige Substanzen sowie Mineralstoffe und Vitamine, bieten eine breite Basis für die Kontrolle bei der hier vorgestellten Allergiebehandlung. Bei den Umweltmedizinern wird gerne auf das Prinzip der Orthomolekularen Medizin hingewiesen. Man bezieht sich auf die Erkenntnisse des zweifachen Nobelpreisträgers und Chemikers *Linus Pauling*, der die stoffliche Voraus-

setzung zur Vermeidung von Erkrankungen hervorgehoben hat. Nach diesem Grundsatz sollen alle Einzeluntersuchungen zu einer harmonischen Ergänzung des täglichen Speiseplans und der ganzheitlichen Behandlung führen.

Der Kuraufenthalt am Mar Menor

Im Südosten Spaniens, an einer der sonnigsten Küsten, der Costa Cálida, liegt das Mar Menor. Dieses Naturphänomen, entstanden durch eine fast 25 km lange, vorgelagerte, schmale Landzunge, eine gewachsene Sanddüne, ist mit seiner Oberfläche von etwa 170 km^2 ein immenser Wärmespeicher der dort vorherrschenden intensiven Sonneneinstrahlung. Es kühlt im Sommer und wärmt im Winter und erzeugt so das einmalige Klima dieser Region.
Nahezu eingeschlossen, angereichert mit Salzen, Mineralien und Spurenelementen, wird diese Salzlagune in Spanien seit jeher zur Behandlung von Arthritis, Rheuma und Allergien aufgesucht. Aber nicht nur die Salze auch die Wärme des Wassers, die Ablagerungen im Sand und Schlick und besonders das milde Klima in den Übergangszeiten Frühjahr und Herbst führen zu diesen ausgezeichneten therapeutischen Eigenschaften. Das Mar Menor ist ein Paradies für Ruhe und körperliche Erholung. Der Kuraufenthalt mit unserem vierwöchigen ganzheitlichen Therapieprogramm erfolgt in einem kleinen, familiär geführten, spanischen Kurhaus, direkt am Strand.

Kurzer Abriß des Kuraufenthaltes:

Alle Patienten, bei Kindern auch die Begleitpersonen, nehmen am gesamten Therapieprogramm teil, einschließlich der Vollpension mit Vollwerternährung.
Die individuelle Behandlung und Betreuung der Allergiepatienten ist während der gesamten Kur durch die Fachkräfte des Allergie-Therapie-Zentrums gewährleistet.
Durch die Ernährungsexperten wird täglich der Speiseplan kontrolliert und mit der Küche abgesprochen.

Die regelmäßige Anwesenheit eines Arztes – Sprachkenntnisse in Deutsch, Spanisch, Französisch und Englisch – gewährleistet die medizinische Betreuung und die Überwachung der physikalischen Therapie.

Die ständige Möglichkeit zu Gesprächen und Rückfragen sowie zwei bis dreimal wöchentlich stattfindende Fortbildungsseminare führen zu einem regen Austausch und zur Erlangung einer gewissen Sicherheit im Umgang mit der Allergie. Bei Kindern wird es als vorteilhaft angesehen, wenn zumindest eine Begleitperson in Zusammenarbeit mit dem Betreuungspersonal für den einvernehmlichen Ablauf des Kuraufenthaltes sorgt.
Bisher wurde auch urwüchsig, das heißt nicht mit pädagogischem Fachpersonal, die Betreuung der Kinder während der Seminare mit Strand- und Bewegungsspielen gewährleistet. Bei größeren Kindern (7- bis 14jährigen) sind auch schon sehr erfolgreich Kinderseminare zum Beispiel über gesunde vollwertige Ernährung durchgeführt worden.
Die Praxis kommt bei Bedarf und Wunsch der Patienten auch nicht zu kurz. Beispielhaft kann je nach Anspruch die Zubereitung eines Vollwertbüfetts oder eines Vollwertmenüs oder auch nur von einem Kuchen oder Eis ohne Zucker geübt und ausgeführt werden. Bei Gruppenstärken zwischen fünf und fünfzehn, einschließlich Begleitpersonen, entsteht so eine rege Dynamik, die aber immer ein Sich-Zurückziehen in die notwendige Ruhe und Entspannung ermöglicht.
Der hier geschilderte Therapieaufenthalt am Mar Menor gibt beispielhaft die zur Zeit geübte Praxis wieder.
Dieses Behandlungskonzept läßt sich auch auf andere Orte am Mar Menor oder klimatisch vergleichbare Mittelmeerregionen übertragen.
Das gilt genauso für die jetzt folgenden Ausführungen zu den ärztlichen Behandlungen.

Die Behandlung

Die individuelle Behandlung der Allergiepatienten ist während der gesamten Kur durch Fachkräfte gewährleistet. Der Arzt gewährleistet die medizinische Betreuung und Überwachung der physikalischen Therapie.
In einer Gruppe sollten nicht mehr als 10 Patienten sein. Es wird als vorteilhaft angesehen, wenn zumindest eine Begleitperson pro Patient in Zusammenarbeit mit dem Betreuungspersonal und den Ärzten für den einvernehmlichen Behandlungsablauf und die täglichen Tagebuchaufzeichnungen sorgt.
Die ganzheitliche Behandlung wird durch einen auf dem Gebiet der

Umweltmedizin geschulten Arzt angeleitet und verantwortlich betreut. Sie kann in drei Behandlungsphasen gegliedert werden und setzt sich zusammen aus
- einer umfassenden medizinischen Eingangsuntersuchung sowie Allergietestung,
- während des Kuraufenthaltes regelmäßiger Betreuung und Verordnung der Therapiemaßnahmen und
- der Abschlußuntersuchung einschließlich Besprechung der Nachsorgemaßnahmen.

Die Eingangsuntersuchung kann sowohl in Deutschland wie auch in Spanien durchgeführt werden. Am geeignetsten erscheint es, die Eingangsuntersuchung 14 Tage vor Reiseantritt in Zusammenarbeit mit dem jeweiligen Hausarzt vorzunehmen. Fragebögen zur Allergie- und Ernährungsanamnese - eventuell Test- sowie Laboruntersuchungen sollen es dem behandelnden Arzt in Spanien ermöglichen, schon zu Beginn des Kuraufenthaltes einen detaillierten und individuellen Therapieplan aufzustellen.

Hier nun ein Überblick über das Behandlungsprogramm:

- *Wassertherapie (Hydro-)*
  - Einzelbadanwendungen mit Salzwasser aus dem *Mar Menor.* (Der Salzgehalt und die Temperatur werden je nach Bedürfnis und Stabilität der Haut eingestellt.)
  - Whirlpool- und Druckwassermassagen
  - Kneippduschen

- *Medizinische Voll- und Teilschlammbäder mit Mar-Menor-Sediment* (zuvor sterilisiert!)

- *Bestrahlung*
  - Kontrollierte natürliche Sonnenbestrahlung auf der Dachterrasse
  - Infrarotbestrahlung (bei Bedarf)
  - Niederenergetische Lasertherapie (bei Bedarf)

- *Inhalationen*
  - Sole-Inhalationen mit Inhalator
  - Inhalationen mit homöopathischen Mitteln oder Heilkräuterextrakten
  - Wenn nicht anders möglich – bei akutem Bedarf – Inhalation mit Medikamenten (Allopathika wie DNCG, Cortisol u.a.)

- *Ultraschall*

- *Elektrostimulation der Nebennierenrinde*

- *Massagen und ähnliches*
  - Akupressur
  - Vollmassagen und Teilmassagen
  - Elektroakupunktur
  - Reflexzonentherapie

- *Wundbehandlung mit »sanften Mitteln« und Heilkräuterpräparaten*

- *Orale Hyposensibilisierung*
  zusammen mit dem Ernährungsexperten

- *Medikamentöse Behandlung*
  nur in Notfallsituationen.

Erfolge und Mißerfolge der Therapiemethoden werden während der Kur direkt mit den Patienten und Begleitpersonen besprochen. Die psychologischen Möglichkeiten zur Erleichterung der Therapiemaßnahmen werden von geschultem Personal ausgeschöpft. Es wird als notwendig angesehen, daß ein Gleichgewicht hergestellt wird zwischen der Erkenntnis, daß Allergien eine von der Umwelt geprägte Krankheit darstellen - d.h. nicht zuletzt die Anerkennung durch die Krankenkassen und Unterstützung durch die Krankenversicherungen - und der Möglichkeit für die Patienten, mit dieser Krankheit zu leben, alle Wege zu gehen, die Symptome zu lindern und damit eine übertriebene Dramatisierung und Psychologisierung durch die Betroffenen selbst und durch die Mitmenschen in Grenzen zu halten.
Der leitende Arzt arbeitet mit dem Oecotrophologen und der Psychologin eng zusammen. Er unterhält Kontakte mit einheimischen Ärzten, Kliniken und Apotheken.
Natürlich können vier Wochen Kuraufenthalt nicht ausreichen, um eine gänzlich erfolgversprechende Behandlung zu Ende zu führen.
Die ärztliche Abschlußuntersuchung muß das Ziel verfolgen, den Patienten praktische Hilfen und Anregungen zur Weiterbehand-

lung mit auf den Weg zu geben. Hilfe zur Selbsthilfe ist auch für den behandelnden Arzt eine Verpflichtung.
Sollten nach vier Wochen Kuraufenthalt am Mar Menor die allergischen Erscheinungsformen ganz und gar verschwinden - was ich in den meisten Fällen zumindest bei den jüngeren Patienten vorhersagen möchte - und sollten sich dann die Symptome in Deutschland wieder einstellen, kann die Wiederholungsbehandlung als kurative Maßnahme nur empfohlen werden - die Unterstützung durch die Vertrauensärzte und Krankenkassen vorausgesetzt. Es kann davon ausgegangen werden, daß die Besserung des Gesamtzustandes und die Minderung der allergischen Symptome auch im regnerischen Norden Europas anhalten, soweit das ganzheitliche Therapieprogramm beibehalten wird.

Die Fortbildung

Die Hilfe zur Selbsthilfe bei allergischen Erkrankungen steht im Mittelpunkt unserer Fortbildung.
Hier werden Hintergründe und Entstehung von Allergien ebenso wie verschiedene therapeutische Maßnahmen erläutert, so daß die Betroffenen in die Lage versetzt werden, differenzierter mit den derzeit fast unüberschaubaren Behandlungsangeboten umgehen zu können.
Medizinische Anleitungen zum sinnvollen Umgang mit Medikamenten sowohl in der Asthmatherapie als auch bei der Wundbehandlung, sowie der vorsorglich pflegenden und hygienischen Hautbehandlung werden gegeben.
Weiterhin finden Gesprächsrunden zum Thema Lebensgestaltung mit den Schwerpunkten Wohnungseinrichtungen, geeignete Kleidung, Körperpflege statt.
Umwelteinflüsse und Ernährung sind weitere Schwerpunktthemen.

Folgende Seminarthemen werden regelmäßig angeboten, weitere werden je nach Wunsch und Bedarf aufgenommen:

- Ganzheitliches umweltmedizinisches Behandlungskonzept am Mar Menor
- Die biologisch ökologische Therapie
- Ursachen und Auslöser für Allergien
- Vermeidung von Allergieauslösern in der Ernährung, Kleidung, im Haushalt und in der Umwelt

- Hilfe zur Selbsthilfe bei allergischen Erkrankungen
- Umgang mit Asthma
- Atemtherapie
- Praktische Anweisungen für die Wundbehandlung und Hygiene
- Möglichkeiten der Klimatherapie
- Einführung in die vollwertige Ernährung
- Vollwertige Ernährung und Getreide
- Zucker und andere Süßungsmittel
- Vollwertige Ernährung und biologischer Anbau

weiter:

- Wildkräuter und ihre Anwendung in der Küche
- Heilkräuter in der Umgebung des Mar Menor
- Heilkräuter in der Allergiebehandlung
- Fußreflexzonenmassage
- Psychologische Ansätze bei der Allergietherapie
- Autogenes Training in der Allergietherapie
- Musiktherapie
- Musik- und Tanzkurse
- Segelkurs

Der Speiseplan

Nachdem das biologisch ökologische Konzept, der Kuraufenthalt, die medizinische Behandlung und Betreuung, und die Fortbildung ausführlich beschrieben worden sind und in den vorangegangenen Kapiteln viel Grundsätzliches zur gesunden Ernährungsweise gesagt wurde, werden jetzt beispielhaft eine Wochenspeiseplangestaltung einschließlich einiger konkreter Rezepte erläutert. In diese Speisepläne kann bei Bedarf die orale Hyposensibilisierung eingebettet werden.

Der Speiseplan wird nach den Grundsätzen der Vollwerternährung aufgestellt und wird während des gesamten Kuraufenthaltes von Ernährungswissenschaftlern überprüft und nach den individuellen Bedürfnissen mit der Hotelküche abgestimmt. Die Küche ist so ausgestattet, daß die Wünsche der Patienten direkt Beachtung finden und Speiseplanänderungen von einem Tag auf den anderen vorgenommen werden können. Das ist in besonderem Maße erforderlich, wenn eine Rotationsdiät oder die dynamische Vollwerternährung zur Allergiebehandlung Anwendung finden sollen. Es wird davon ausgegangen, daß die Begleitpersonen von allergiekran-

ken Kindern mithelfen, eine Ernährungskontrolle durchzuführen, gegebenenfalls ein Ernährungsprotokoll anzulegen.
Täglich werden drei Hauptmahlzeiten eingenommen, Saisonale und regionale Lebensmittelprodukte werden berücksichtigt.
Für eine gezielte und schnelle Umstellung auf die vielfältige, vitalstoffreiche, vollwertige Ernährung wird in den ersten drei Tagen nur Rohkost und frisches Obst verzehrt.

Frühstück

Zum Frühstück wird Mineralwasser oder Tee aus heimischen Kräutern, Müsli und anschließend Vollkornbrot mit Butter, Quark, Frischkäse, Honig und Marmelade gereicht.
Für die Zubereitung des Teegetränkes wird eine Mischung aus getrockneten Kräutern der Gegend nach den individuellen Bedürfnissen der Patienten zusammengestellt.

Müsli
Die Zutaten für das Müsli werden je nach Verträglichkeit zusammengestellt.
Getreide: Dinkel, Hafer, Hirse, Gerste werden abwechselnd serviert. Das Getreide wird nach Bedarf sowohl als Frischkornbrei als auch in Flockenform angeboten.
Milchprodukte: Angeboten werden Kuh-, Ziegen- oder Sojamilch sowie Joghurt, Quark und Sahne.
Alle weiteren Zutaten werden auf dem Frühstückstisch bereitgestellt.
Obst: Äpfel, Birnen, Bananen, Orangen und weitere Früchte der Saison.
Nüsse: Haselnüsse, Mandeln, Erdnüsse, Pistazien, Kürbis- und Pinienkerne.
Trockenfrüchte: Pflaumen, Aprikosen, Datteln, Feigen.

Wochenspeiseplan für

Mittagessen	Abendessen

Rohkostplatte

Vor jedem Mittag- und Abendessen wird eine Rohkostplatte gereicht, die jeweils ein oder mehrere Produkte aus der Wurzel, dem Blatt und der Blüte enthält. Diese Salat- und Gemüseprodukte - beispielsweise Möhren, Radieschen, Zwiebeln und Knoblauch, sowie Kopfsalat, Schalotten, Endivien, Gurke, Paprika, Zucchini, Tomaten und Oliven - werden in täglich abwechselnden Variationen aufgetragen. Salatdressings, wie Olivenöl, Kräuteressig und Zitrone kommen extra auf den Tisch. Diese Rohkostplatte soll langsam und gut gekaut verspeist werden. Anschließend werden verschiedene Hauptgerichte serviert.

Mittagessen	Abendessen
Montag	
Rohkostplatte	Rohkostplatte
Spanische Gemüsepaella aus Vollkornreis, Olivenöl, versch. Gemüsesorten, gewürzt mit Petersilie und Safran	Bunte Gemüsesuppe Vollkornbrot mit Frisch- und Hartkäse, Grünkernpastete und Avocadocreme
Gemischte Obstplatte	Hirsebrei mit Sahne und Früchten
Dienstag	
Rohkostplatte	Rohkostplatte
Maispolenta mit grünen Bohnen	Merluza (Seehecht) in Teig gebacken mit Paprika-Tomaten-Gemüse
Vanillepudding	Gemischte Obstplatte
Mittwoch	
Rohkostplatte	Rohkostplatte
Gegrillte Hähnchenbrust mit gebackenen Kartoffeln	Tomaten-Dinkel-Käse-Auflauf
Dinkelgriespudding	Gemischte Obstplatte

Wochenspeiseplan für

Mittagessen	Abendessen
Donnerstag	
Rohkostplatte	Rohkostplatte
Gegrillte Zucchini- und Auberginenscheiben, Hirsefrikadellen mit Lauchsauce	Gedünsteter Blumenkohl mit Käsesauce
Gemischte Obstplatte	Quarkspeise mit Früchten
Freitag	
Rohkostplatte	Rohkostplatte
Gedünstete Mangoldblätter mit Pellkartoffeln und Kräuterquark	Gemüsesuppe Vegetarische Dinkelpizza
Schokoladenpudding	Gemischte Obstplatte
Samstag	
Rohkostplatte	Rohkostplatte
Cous Cous mit Knoblauch, Kichererbsen und Gemüseplatte	Spargelcremesuppe Vollkornpfannkuchen mit gegrillten Champignons
Obstsalat	Gemischte Obstplatte
Sonntag	
Rohkostplatte	Rohkostplatte
Vollkornspaghetti mit Tomatensauce	Gemüseplatte mit Mangold, Karotten, Bohnen, Blumenkohl
Gegrilltes Rindersteak	Frittierte Tintenfischringe
Gemischte Obstplatte	Früchte-Eiscreme

Einige besondere Rezepte zum Speiseplan

Alle aufgeführten Rezepte mit den hier genannten Mengenangaben sind für etwa vier Personen gedacht. Sie können mengenmäßig beliebig verändert werden. Zutatenmäßig geben die Rezepte einen Anhaltspunkt, sie sollen von der Verträglichkeit her und saisonbedingt variiert werden. Eine geschmackliche Abrundung sollte immer nach den individuellen Bedürfnissen ausgerichtet werden. Viel Spaß beim Gelingen und guten Appetit!

Gemüsepaella
2 Tassen Naturreis, Frühlingszwiebeln oder eine Stange Lauch, 4 Knoblauchzehen, eine grüne und eine rote Paprikaschote, 5 Eßl. Olivenöl, eine Zucchini, eine Aubergine, 200 g grüne Bohnen, 200 g Champignons, zwei große Tomaten, ein Eßl. gehackte Petersilie, eine Prise Safran, ein Teel. Basilikum, ein Eßl. Sojasoße. ¾ l Wasser, Meersalz

Die Frühlingszwiebeln oder den Lauch sowie zwei Knoblauchzehen kleinzerhackt in einer Pfanne mit Olivenöl goldgelb anbraten. Dann rührt man die kleingeschnittenen Paprikaschoten, die geschälten zerdrückten Tomaten, die kleingeschnittenen Zucchini und Aubergine dazu und läßt alles zusammen 5 Minuten auf kleiner Flamme braten. Nun bereitet man aus ¾ l heißem Wasser, dem Saft der zwei ausgepreßten Knoblauchzehen und der Sojasoße eine Brühe, gibt sie zusammen mit dem Reis, den klein geschnittenen Bohnen und halbierten Pilzen mit in die Pfanne und würzt mit Petersilie, Basilikum und Safran. Nun schmeckt man noch mit Sojasoße und Meersalz ab und läßt das Ganze weiterkochen bis die gesamte Flüssigkeit aufgesogen und der Reis weich ist.

Gemüsepizza
Für den Teig: 400 g Weizen- oder Dinkelvollkornmehl (feingemahlen) 1 Teel. Salz, 40 g Hefe ½ Teel. Honig, ⅛ l lauwarmes Wasser, 5 Eßl. Olivenöl
Für den Belag: Tomatenmark oder 1 Kilo frische Tomaten, 3–4 Knoblauchzehen, 2 große Zwiebeln, Basilikum, Oregano, Kräutersalz, 200 g Gouda oder Mozarella, Gemüse möglichst der Jahreszeit entsprechend verwenden, hier: Paprika, Auberginen, Zucchini, Champignons

Für den Teig das Mehl mit dem Salz mischen und in eine Schüssel geben. Dort eine Vertiefung drücken und die mit lauwarmen Wasser und Honig aufgelöste Hefe hineingeben, 10 Minuten gehen lassen. Danach das Öl zugeben und das übrige lauwarme Wasser nach und nach zugießen. Alle Teigzutaten von der Mitte her verrühren und schlagen, bis der Teig Blasen wirft. Den Teig anschließend noch 5 Minuten kneten und zugedeckt an einem warmen Platz 30 Minuten gehen lassen.
Inzwischen die Hälfte der Tomaten kleingeschnitten in einem Topf 15 Minuten köcheln lassen, anschließend Tomatenmark, Knoblauch und Gewürze zugeben und abschmecken. Das Gemüse und

die Zwiebeln putzen und kleinschneiden. Das Gemüse kann je nach Geschmack in einer Pfanne leicht vorgedünstet werden. Nun wird der Hefeteig gut durchgeknetet und auf einem gefetteten Backblech ausgerollt. Die Hälfte der Tomatensoße auf den Hefeteig streichen, dann als Belag das Gemüse aufschichten und mit dem Rest der Tomatensoße übergießen. Darauf wird der geraspelte Käse gestreut. Die Pizza wird 20–30 Minuten bei 200°C gebacken.

Fladen

250 g Weizen, 50 g Gerste, 50 g Hirse, 350 g kaltes kohlensäurereiches Mineralwasser, 3 Eßl. Olivenöl, als Gewürze Salz, Kümmel, Käse nach Geschmack

Das Getreide fein mahlen, mit dem Wasser, Öl und Gewürzen verrühren, 2–4 Stunden quellen lassen. Je 2 Eßl. Teig auf ein gefettetes mit Mehl bestreutes Blech setzen. Die Fladen können mit Mohn, Sesam, Kümmel oder Sonnenblumenkerne belegt werden. 30 Minuten bei 220°C backen.

Fritierte Kichererbsenbällchen

300 g Kichererbsen, ¾ l Wasser, ein altbackenes Vollkornbrötchen, 3 Zwiebeln, je ein Bund Dill, Petersilie und Schnittlauch, 2 Eßl. Weizenvollkornmehl, etwas Koriander, Kümmel, Paprikapulver und Salz, ½ l Öl

Die Kichererbsen waschen und in dem Wasser 24 Stunden quellen lassen. Am Tag der Zubereitung werden die Kichererbsen im Einweichwasser ½ Stunde weichgekocht. Das Brötchen wird in Wasser eingeweicht. Die Kichererbsen portionsweise im Mixer pürieren. Die kleingeschnittenen Zwiebeln, die Kräuter, das Salz, Gewürze, das Vollkornmehl und das gut ausgedrückte Brötchen mit dem Kichererbsenpüree vermischen. Die Masse eine Stunde ruhen lassen. Mit nassen Händen 2–3 cm große Bällchen daraus formen und anschließend 3 Minuten in heißem Öl fritieren.

Paprika mit Getreidefüllung

4 Paprikaschoten, 2 Zwiebeln, 150 g Grünkern geschrotet (oder Weizen, Dinkel, Gerste, Hirse), 3 Eßl. Öl, 250 ml Wasser, 2 Teel. gekörnte Brühe, 250 g Magerquark, 1 Bund Kerbel oder Petersilie. Für die Soße Tomatenmark und saure Sahne

Die kleingeschnittenen Zwiebeln im Öl glasig dünsten, Grünkernschrot zugeben und unter Rühren bei großer Hitze 3 Minuten rösten. Mit Wasser ablöschen, gekörnte Brühe zugeben und auf kleinster Hitze 15 Minuten ziehen lassen.
In der Zwischenzeit die Paprikaschoten waschen, am Stielende Deckel abschneiden und die Kerne entfernen.
In eine Schüssel den Quark und die kleingehackten Kräuter geben und die Grünkernmasse untermischen. Diese Grünkernquarkmischung in die Paprikaschoten füllen und mit wenig Wasser 15 Minuten dünsten. Am Ende das Gemüsewasser mit Tomatenmark und Sahne zu einer Soße verrühren.
Variationen: Die Grünkernquarkmischung kann auch in anderes Gemüse, wie Tomate, Zwiebel, Gurke, Aubergine oder Wirsing- und Rotkohlblätter, gefüllt werden. Oder die Grünkernquarkmischung kann - zu Frikadellen geformt - auf dem Backblech 20 Minuten gebacken werden.

Süßspeisen

Reisflockenpudding
½ l Milch, 200 g Reisflocken, Trockenfrüchte wie Rosinen, Feigen, Aprikosen, etwas Honig, Vanille und Zimt

Milch erhitzen, dann die Reisflocken, kleingeschnittene Trockenfrüchte und Gewürze hinzufügen, 15 Minuten quellen lassen.

Früchteeis
500 g Früchte (Erbeeren, Himbeeren, Äpfel, Birnen, Orangen, Bananen, Ananas), 2 Eßl. Zitronensaft, 1-2 Eßl. Orangenlikör, 2-4 Eßl. Honig, ¼ l Sahne

Das Obst waschen, zerkleinern und in einer Schüssel mit dem Zitronensaft und dem Likör beträufeln, anschließend mit dem Mixer pürieren. Den Obstbrei mit dem Honig vermengen. Die Sahne steif schlagen und vorsichtig unter den Fruchtbrei heben. Das Ganze in eine flache Schale geben und 1 Stunde gefrieren lassen. Das Halbgefrorene nochmals durchrühren und 2-3 Stunden gefrieren lassen.

Hirsebrei
1 Tasse Hirse, 2 ½ Tassen Wasser und Milch gemischt, 1 Prise Salz, 1 Vanilleschote, 2 Eßl. eingeweichte Trockenfrüchte, 2 Eßl. Honig, 1 Eßl. Haselnüsse

Das Wasser mit der Milch erhitzen. Die Hirse in einem Sieb kurz mit heißem Wasser waschen und anschließend in das heiße Wasser-Milchgemisch einstreuen kurz aufkochen und 20 Minuten quellen lassen. Trockenfrüchte, Haselnüsse, Honig und Gewürze hinzufügen. Etwa eine Stunde ziehen lassen.

17. Fragebogen und Auswertung

Basisfragebogen zur ganzheitlichen Allergiebehandlung

Ausgefüllt am ______________

I. Fragen zur Person

Name: ______________
Vorname: ______________
Geburtsdatum: ______________
Adresse: ______________
Telefon: ______________

II. Allgemeine Angaben

1. Welchen Beruf üben Sie aus? ______________
   ____
2. Welche Tätigkeiten haben Sie früher ausgeübt? ______________
   ____
3. Welches besondere Hobby haben Sie? ______________
4. Wo wohnen Sie?
   - O In der Großstadt
   - O Vorort oder Kleinstadt
   - O Auf dem Lande
   - O Im Altbau
   - O Im Neubau
   - O Bauernhaus
   - O sonstige: ______________

III. Allgemeine Angaben zu Beschwerden und erfolgten Behandlungen

5. Beschreiben Sie in wenigen Sätzen Ihre jetzigen Beschwerden:

____

____

____

____

____

____

6. In welchem Lebensalter sind diese Beschwerden zum ersten Mal aufgetreten?

____

____

____

____

7. Bestehen oder bestanden früher folgende Krankheitserscheinungen?

	Monat/Jahr	Monat/Jahr
O Säuglingsekzem, Milchschorf	seit ________	bis ________
O Krupphusten als Kleinkind	seit ________	bis ________
O spastische Bronchitis	seit ________	bis ________
O Atemnot oder Asthma bronchiale	seit ________	bis ________
O Reizhusten oder chronische Bronchitis	seit ________	bis ________
O Auswurf	seit ________	bis ________
O Heuschnupfen	seit ________	bis ________
O Niesanfälle (mehr als 5 nacheinander) mit Fließschnupfen	seit ________	bis ________
O sturzartiges Erbrechen im Säuglings- oder Kleinkindalter	seit ________	bis ________
O chronischer Schnupfen	seit ________	bis ________
O Kieferhöhlen-, Stirnhöhlenentzündung	seit ________	bis ________
O Augentränen, -jucken	seit ________	bis ________
O Nesselsucht	seit ________	bis ________
O Schwellung, Juckreiz von Lippen, Rachen	seit ________	bis ________
O Schwellungen von Augenpartien, Augenlider	seit ________	bis ________

- o Ekzem bzw. Neurodermitis seit ________ bis ________
- o Migräne bzw. halbseitiger Kopfschmerz seit ________ bis ________
- o Magen-, Darmbeschwerden seit ________ bis ________
- o Durchfälle (häufig) erschwerte Verdauung seit ________ bis ________
- o häufige, fieberhafte Erkältungen seit ________ bis ________
- o vorübergehende Schwerhörigkeit seit ________ bis ________

8. Leidet oder litt ein Verwandter an Beschwerden, wie sie unter »7.« aufgeführt sind?

   o nein o ja

9. Wenn ja, welcher Verwandtschaftsgrad litt unter oben genannten Beschwerden (Vater, Mutter, Sohn, Tochter, Großeltern mütterlicherseits, Großeltern väterlicherseits)?

   ____

   ____

   ____

10. Sind Sie im Säuglingsalter gestillt worden?
    - o nein
    - o ja, ausschließlich gestillt
    - o ja, teils gestillt, teils »flaschengenährt«
    - o nicht bekannt

11. Wenn ja, wie lang bis zu welchem Lebensmonat wurde gestillt?

    von: ________________ bis: ________________

12. Wie lautet die ärztliche Diagnose ihrer Beschwerden?

    ____

    ____

    ____

    ____

13. Welche Medikamente nehmen Sie z. Z. ein und wie oft?
    - o keine
    - o folgende: ________________________________

    ____

14. Welche Medikamente haben Sie früher genommen und über welchen Zeitraum (z.B. Dosier-Aerosole Berotec, Sultanol, Euphyllin-Tab., Cortison-Präparate – (welche?), Cromolyn, Intal, Spasmogen, Immunstimulantien, Hautsalben, Antibiotika, Schnupfen- und Erkältungsmittel)?

    ____

    ____

15. Welche Behandlungsmethoden haben Sie schon angewandt und mit welchem Erfolg?
z.B. Erfolg
- O Akupunktur ______
- O Bestrahlung ______
- O Diät ______
- O Homöopathie ______
- O Eigenblutbehandlung ______
- O Bäder (welche?) ______
- O andere (welche?) ______

______
______
______
______
______

16. Haben Sie schon einmal einen Krankenhaus- oder Kuraufenthalt wegen Ihrer jetzigen Beschwerden durchgeführt?
Krankenhausaufenthalt: O nein O ja
Kuraufenthalt: O nein O ja

17. Wenn ja, dann machen Sie bitte folgende Angaben zum entsprechenden Aufenthalt.
- wann?______ - wo?______
- wie lange?______ - warum?______

______
______

- mit welchem Erfolg?______

______
______

18. Wurden Sie schon einmal operiert?
O nein O ja

19. Wenn ja, welche Operation?______

______
______

20. Haben Sie an einer psychotherapeutischen Behandlung, an autogenem Training, Meditation oder einer anderen Methode zur Stärkung der »inneren Ruhe« teilgenommen?
O nein O ja

21. Wenn ja, an welcher Methode, mit Erfolg oder ohne wesentlichen Erfolg?

______
______
______

22. Benennen Sie die Allergietests und ihre Ergebnisse, die vom Arzt angeordnet oder auf Ihre eigene Initiative hin durchgeführt worden sind (z. B. Hauttests, Provokationstests, IgE-Werte).

Test	Ergebnis
______________________	______________________
______________________	______________________
______________________	______________________
______________________	______________________
______________________	______________________
______________________	______________________

23. Ist schon einmal eine Hyposensibilisierung (Desensibilisierung) durchgeführt worden?

○ nein ○ Ja

24. Wenn ja, wann ist die Behandlung durchgeführt worden, wogegen und mit welchem Erfolg?

____

____

____

IV. Hautprobleme

25. Haben Sie Hautprobleme?

○ nein ○ ja

26. An welchen Körperteilen treten die Hauptprobleme auf? (Abschätzung der befallenen Hautoberfläche in Prozent zur Oberfläche des betroffenen Körperteils)

	Fläche in Prozent
Gesicht ______________	______________________
andere Kopfhaut ______________	______________________
Hals ______________	______________________
Körperstamm ______________	______________________
Arme ______________	______________________
Hände ______________	______________________
Füße ______________	______________________
Unterschenkel ______________	______________________
Oberschenkel ______________	______________________
Gesamte Hautoberfläche ____	______________________
sonstige Hautstellen	(hier nur qualitative Angaben)

____

____

27. Treten die Hautprobleme ständig oder in Schüben auf?
   - O ständig
   - O in Schüben
   - O schwer zu sagen

28. Wann sind die von Ihnen beschriebenen Hautbeschwerden bisher besonders stark aufgetreten:
   - in welchem Lebensalter? ____________________
   ____
   - in welchen Monaten? ____________________
   ____
   - zu welcher Tages- bzw. Nachtzeit? ____________________
   ____
   - bei welcher Art Ortswechsel (Umzug, Besuche, o. ä.) und in welchem Jahr und Monat? ____________________
   ____

29. Wann sind Ihre Hautbeschwerden schon einmal schwächer aufgetreten oder wann waren Sie schon einmal beschwerdefrei:
   - in welchem Lebensalter? ____________________
   - zu welcher Jahreszeit (Monat)? ____________________
   - zu welcher Tages- bzw. Nachtzeit? ____________________
   - Ortswechsel, z. B. Urlaub, Umzug, Verwandtenbesuch etc. (Zeit und Ort)? ____________________
   ____

30. Worauf führen Sie die Beschwerdefreiheit im Urlaub zurück?
   ____
   ____
   ____
   ____

31. Mit welchen Stoffen, Flüssigkeiten usw., kommen Sie im Haushalt und in der Freizeit regelmäßig in Berührung?
   - O Reinigungsmittel
   - O Lacke/Farben
   - O Desinfektionsmittel
   - O Klebstoffe
   - O andere (welche?) ____________________
   ____

32. Welche Kleidung tragen Sie bevorzugt (mehrere Stoffangaben möglich)?

	Tages- /Oberbekleidung	Nachtgewand
O Wolle	____________________	__________
O Synthetik	____________________	__________
O Mischgewebe	____________________	__________
O Baumwolle	____________________	__________
O Leinen	____________________	__________

○ Seide ________________ ________
○ Kunstseide ________________ ________
○ Daunen ________________ ________
○ Sonstige (welche?)____________________

____

33. Haben Sie empfindliche Reaktionen der Haut beim Tragen von Kleidungsstücken aus oben genannten Geweben beobachtet?
○ nein ○ ja

34. Wenn ja, beschreiben Sie bitte die beobachteten Reaktionen.

____
____
____

35. Wie wird Ihre Kleidung gereinigt?
○ eigene Waschmaschine ○ Wäscherei
○ Gemeinschaftswaschanlage ○ Handwäsche
○ chemische Reinigung

36. Welche Waschmittel, Imprägnierungsmittel oder andere Waschzusätze verwenden Sie bei der Reinigung von Kleidung oder Bettwäsche?

____
____

○ nicht bekannt

37. Woraus besteht Ihre Schlafstelle bzw. Bettwäsche?
- Kopfkissen/Bettdecke aus:
○ Federn ○ Daunen
○ Wolle ○ Kunstfasern
○ Sonstiges____________________________

____

- Matratze/Unterlage aus:
○ Seegras ○ Roßhaar ○ Kapok
○ Kunstfaser ○ Latex
○ sonstiges____________________________

____

- Bettwäsche:
○ Leinen ○ Mischgewebe
○ sonstiges____________________________

____

38. Welche speziellen Hautpflegemittel verwenden Sie?

Name	seit wann?	wie häufig?	Körperfläche/partiell

39. Welche Haarpflegemittel und Badezusätze verwenden Sie?

___

___

___

40. Färben Sie Ihre Haare?

○ nein ○ ja

41. Welche Kosmetika, Parfums, Rasierwasser o. ä. benutzen Sie?

	seit wann?	wie häufig?
___	___	___
___	___	___
___	___	___
___	___	___
___	___	___
___	___	___
___	___	___
___	___	___

42. Mit welchen Körperpflegemitteln haben Sie »schlechte« Erfahrungen gemacht?

___

___

___

43. Was waren das für »schlechte« Erfahrungen?

___

___

___

44. Wann haben Sie die Erfahrung gemacht und nach welcher Anwendungsdauer?

___

___

___

45. Tragen Sie Schmuck?

○ nein ○ ja

wenn ja,
- seit wann? ___
- wie häufig? ___
- Modeschmuck? ___
- »echten« Schmuck? ___
- sonstiges Material? ___

46. Besuchen Sie öffentliche Badeanstalten oder Saunaeinrichtungen?

○ nein ○ ja

wenn ja,
- seit wann? ___
- wie häufig? ___

47. Besuchen Sie Solarien?

○ nein ○ ja

wenn ja, - seit wann?___

- wie häufig?___

48. Haben Sie sonnenempfindliche Haut?

○ nein ○ ja

wenn ja, - seit wann?___

V. Atembeschwerden

49. Haben Sie Atembeschwerden?

○ nein ○ ja

50. Zu welchen Zeiten treten die Atembeschwerden auf?

○ ständig ○ mehr in Schüben

○ unter ganz bestimmten Umständen ○ schwer zu sagen

51. Schildern Sie bitte ganz kurz die Umstände, unter denen Ihre asthmatischen Beschwerden auftreten:

52. An welchen Orten treten die Atembeschwerden vorwiegend auf?

○ in der Wohnung (Raum?)

○ im Keller

○ in der Garage

○ auf dem Dachboden

○ im Tierstall

○ Zirkus oder Zoo

○ Wiese oder Feld

○ Wald oder in der Nähe von Büschen (welche?)

○ bei Freunden, Verwandten oder Bekannten (warum?)

○ im Auto

○ an anderen Orten (welche?)

○ am Arbeitsplatz

○ die Beschwerden sind ortsunabhängig

53. Bei welchen Tätigkeiten treten die Atembeschwerden auf?

○ entfällt

○ Hausarbeit (welche?)

○ Arbeitsvorgänge in Hobby oder Beruf (welche?)________

____

○ beim Sport________________________________
○ beim Umgang mit Tieren (welche?)__________

____

○ beim Einschalten der Heizung______________
○ beim Rasenmähen_________________________
○ beim Spazierengehen (z. B. im Nebel?)______
○ beim Baden im Freien_____________________
○ beim Saunen o. ä._________________________
○ bei anderen Tätigkeiten (welche?)__________

____

54. Wenn Sie glauben, daß Ihre Atembeschwerden berufsbedingt vorliegen, geben Sie bitte die Arbeitsstoffe an, die nach Ihrer Ansicht die Beschwerden hervorrufen:

____

____

____

55. Kommen Sie in Berührung mit Tieren?
○ nein ○ ja

56. Wenn ja, bei welchen Tierkontakten treten Beschwerden auf und welcher Art sind die Beschwerden?

Tier	Art der Beschwerden
○ Hund	________________
○ Katze	________________
○ Pferd	________________
○ Meerschweinchen	________________
○ Rind	________________
○ Taube	________________
○ Goldhamster	________________
○ Kaninchen	________________
○ Ziervögel	________________
○ andere Tiere (welche?)	________________

____

57. Wie reagieren Sie auf folgende intensive Gerüche, Dämpfe oder Stäube?

	Art der Reaktion	Dauer der Reaktion
○ Hausstaub	__________	__________
○ Mehlstaub	__________	__________
○ Waschmittel	__________	__________
○ Zement	__________	__________
○ Farbanstrich	__________	__________

- O Desinfektionsmittel ______ ______
- O Haar- und Körpersprays ______ ______
- O beim Kochen ______ ______
- O bei Nebel oder Smog ______ ______
- O Hausstaub in der Heizperiode ______ ______
- O sonstige (welche?) ______ ______
- O entfällt

58. Tragen Sie während der Arbeit einen Atemschutz?
O nein O ja

59. Benutzen Sie ein Auto?
O nein O ja

60. Wozu verwenden Sie das Auto?
- O tägl. Fahrt zur Arbeit ______
- O Fahrt zum Einkauf ______
- O Wochenendausflüge ______
- O Tägliche Besorgungen ______
- O sonstiges (wozu?) ______

______

61. Besuchen Sie oft Restaurants oder Kneipen?
O nein O ja

62. Wenn ja, wie häufig pro Woche? ______

63. Rauchen Sie oder haben Sie früher geraucht?
O nein O ja O früher

64. Wenn ja, machen Sie bitte folgende Angaben

	heute wie viele pro Tag?	früher wie viele pro Tag?
Zigarette	______	______
Pfeife	______	______
Zigarre	______	______

65. Halten Sie sich häufig in verqualmten Räumen auf?
O nein O ja
O beruflich O privat

66. Wenn ja, zu welchen Anlässen und für wie lange pro Tag?
______
______

VI. Ernährung

67. Geben Sie bitte an, wie Sie Ihre Ernährungsweise bezeichnen würden:
    - O mache mir keine Gedanken
    - O esse häufig in der Kantine/Mensa
    - O esse häufig außer Haus
    - O streng vegetarisch
    - O Vollwerternährung
    - O vollwertige, gemischte Kost
68. Geben Sie bitte den ungefähren Konsum folgender Genußmittel in den entsprechenden Einheiten an (Kaffeetasse, Bierglas, Schnapsglas etc.). Benutzen Sie Kategorien wie täglich, mehrmals wöchentlich, besondere Anlässe, selten oder ähnliches!

    Bohnenkaffee ______________________
    Schwarztee ______________________
    Bier ______________________
    Schnaps ______________________
    Wein ______________________
    andere alkoholische Getränke ______________________
    Rauschmittel (welche?) ______________________
    sonstiges ______________________
69. Welche Getränke nehmen Sie in der Regel zu sich? Bitte geben Sie an erster Stelle Ihr »Hauptgetränk« an und dann entsprechend in absteigender Folge die weiteren Getränke.

    ____
    ____
    ____
70. Benennen Sie die Nahrungsmittel, auf welche Sie meinen, allergisch zu reagieren:

    ____
    ____
71. Wie sind die Reaktionen bzw. Beschwerden, nach Verzehr der von Ihnen unter »70.« genannten »allergenen« Nahrungsmittel?

    O nicht bekannt   O Hautausschlag   O Übelkeit
    O Juckreiz   O Atembeschwerden
    O sonstige (welche?)______________________________
    ____
72. Benennen Sie die Nahrungsmittel, vor denen Sie eine Abneigung haben:

    ____

73. Welche Nahrungsmittel mögen Sie besonders gern?

___

___

___

74. Haben Sie öfters Heißhunger auf bestimmte Nahrungsmittel?

O nein O ja

wenn ja, - auf welche? ___

___

75. Wie sind die Reaktionen bzw. Beschwerden nach erhöhtem Zuckergenuß oder Verzehr von Süßspeisen?

O nicht bekannt O Hautausschlag
O Übelkeit O Juckreiz
O sonstige Beschwerden (welche?) ___

___

___

76. Welche Symptome haben Sie nach dem Verzehr von allergenen Nahrungsmitteln bei sich beobachtet?

O chronische Müdigkeit O Schlafstörungen
O Blähungen O Herzklopfen
O kalte Hände O Sehstörungen
O Rückenschmerzen O sonstige ___

___

77. Geben Sie die emotionalen Beschwerden an, die nach dem Verzehr von allergenen Nahrungsmitteln auf Sie zutreffen.

O depressiv O gleichgültig O ängstlich
O ungeduldig O schreckhaft O streitsüchtig
O apathisch O unentschlossen O unzufrieden

78. Gibt es Nahrungsmittel, auf die Sie ähnlich wie nach zuviel Zucker oder Süßspeisen reagieren?

O nicht bekannt O ja (welche?) ___

___

79. Mögen Sie lieber pflanzliche Kost oder Fleisch bzw. Fisch?

O ich mag alles O mehr pflanzliche Kost
O mehr Fleisch O mehr Fisch
O alles außer Fisch

80. Mögen Sie Milch?

O nein O ja

81. Wenn ja, wieviel trinken Sie durchschnittlich am Tag?

___

82. Welche Milchprodukte mögen Sie?

___

___

83. Wenn Sie ins Ausland reisen, stellen sich dann verstärkt Verdauungs- bzw. Darmbeschwerden ein?
○ keine ○ fahre nicht ins Ausland
○ kaum Probleme ○ häufig Probleme

84. Wenn Sie häufig Probleme haben, wann setzen diese dann nach Reiseantritt ein und wie äußern sich die Beschwerden?
____
____

85. Welche Nahrungsmittel verstärken Ihre Beschwerden?
Verstärken sich Beschwerden nach dem Genuß von:

○ Säften	○ Nüssen	○ Äpfeln	○ Kirschen
○ Bananen	○ Ananas	○ Kartoffeln	○ Tomaten
○ Zwiebeln	○ Kohlarten	○ Sellerie	○ Karotten
○ Paprika	○ Erbsen	○ Bohnen	○ Linsen
○ Brot	○ Weizengebäck	○ Honig	○ Milch
○ Schokolade	○ Kakao	○ Käse	○ Mayonnaise
○ Ketchup	○ Gewürzen	○ Bier	○ Weißwein
○ Sekt	○ Rotwein	○ Tonic-wasser	○ Konserven-kost
○ Dosenfisch	○ Fertiggerichten		○ Nougat
○ Fleisch	○ Wurst	○ Kräutertees	○ Marzipan
○ Fisch	○ Muscheln	○ Pizza	○ Knoblauch

VII. Wohnen

86. Wie bezeichnen Sie Ihren Wohnraum?
○ feucht ○ sonnig/trocken
○ sonstiges____________________________

87. Beobachten Sie in der Wohnung oder im Wohnhaus Stockflekken?
○ nein ○ ja

88. Sind die Fenster und Türen
○ dichtschließend ○ nachträglich isoliert worden
○ sonstiges____________________________

89. Sind Klimaanlagen vorhanden?
○ in der Wohnung ○ am Arbeitsplatz o. ä. ○ nirgendwo

90. Haben Sie in der Wohnung viele Zimmerpflanzen?
○ nein ○ ja

91. Haben Sie in der Wohnung Bodenbeläge aus
○ Teppichen ○ Fellen ○ Teppichböden
○ sonstige (welche?)________________________

92. Sind irgendwelche Bodenbeläge verklebt?
- O in der Wohnung: ____________
- O am Arbeitsplatz: ____________
- O Orte, an denen Sie sich häufig längere Zeit aufhalten: ____________
- O nicht bekannt ____________

93. Wird in der Wohnung eine Küche benutzt?

O nein O ja

94. Wenn ja, wie ist die Küche ausgestattet?

O Gasofen O Geschirrspüler
O Dunstabzug O Getreidemühle
O sonstiges (welches?) ____________

____

95. Gibt es einen offenen Kamin in der Wohnung?

O nein O ja

96. Wird in Ihrem Wohnhaus zentral geheizt?

O nein O ja

97. Mit welchen Brennstoffen wird geheizt?

O Gas O Öl O Holz O Kohle
O Papier O Torf O Brikett O Strom
O sonstiges ____________

98. Aus welchem Material sind überwiegend Ihre Möbel?
- in der Wohnung: ____________
- am Arbeitsplatz: ____________
- Orte, an denen Sie sich häufig längere Zeit aufhalten: ____________

99. Gibt es an diesen Orten Holzverkleidungen?

O nein O ja

100. Welche Industrieanlagen befinden sich in der Nähe Ihres Wohn- bzw. Arbeitsgebietes (z.B. Papierfabrik, Reinigung, Gießerei, Kunststoffverarbeitung, Tankstelle etc.)?
- in der Nähe der Wohnung: ____________
- in der Nähe des Arbeitsplatzes, der Schule o.ä.: ____________

O Keine im Umkreis von ca. 1. km vorhanden

101. Riechen Sie bestimmte Stoffe gern?

O nein O ja

102. Wenn ja, welche Stoffe riechen Sie gern?

____

____

103. Wie schätzen Sie selbst Ihren Geruchssinn ein?
○ gut ○ weniger gut ○ schwankend

104. Verwenden Sie Insekten- oder Unkrautvernichtungsmittel in Garten, Haus oder Hof?
○ nein ○ ja

105. Wenn ja, welche Mittel verwenden Sie?

____

106. Benutzen Sie einen Garten?
○ nein ○ ja

107. Wie empfinden Sie diverse Wetterlagen z.B. Smog?
○ macht mich krank ○ bedrückt mich sehr
○ bedrückt mich psychisch ○ läßt mich unberührt

VIII. Sonstige Angaben

108. Wieviel Geld verwenden Sie ungefähr pro Monat und Person für Nahrungs- und Genußmittel?
○ 80–100 DM ○ 100–150 DM
○ 150–200 DM ○ über 200 DM

109. Wie groß ist der Haushalt, in dem Sie leben?
○ Einpersonenhaushalt ○ Zweipersonenhaushalt
○ Haushalt mit drei Personen und mehr

110. Treten die von Ihnen beschriebenen Beschwerden am Arbeitsplatz auf?
○ ja ○ besonders stark ○ weniger stark ○ nein

111. Worauf führen Sie die Beschwerden am Arbeitsplatz zurück?

____

____

112. Wenn Sie glauben, daß Ihre Allergie berufsbedingt ist, schildern Sie bitte die Arbeitsstoffe, mit denen Sie in Berührung kommen (z.B. Mehlstaub, Schimmelpilze, Benzine, Druckereistoffe, Imprägniermittel, Baustoffe, Kunststoffe, Isocyanate)?

____

____

113. Welche Arbeitskleidung und Schutzkleidung tragen Sie beim Umgang mit den oben genannten Stoffen?

____

____

114. Streben Sie die Anerkennung als berufsbedingte allergische Erkrankung bei Ihrer Berufsgenossenschaft an?
o entfällt o ja o nein

115. Wenn ja, bei welcher Berufsgenossenschaft streben Sie die Anerkennung an? ______________________________
____

IX. Abschlußfrage

116. Sollte in diesem Fragebogen ein wichtiger für Ihre allergischen Beschwerden maßgeblicher Zusammenhang nicht erfragt worden sein, geben Sie bitte eine kurze Beschreibung. Alle im Fragebogen gemachten Angaben unterliegen der ärztlichen Schweigepflicht bzw. den gültigen Datenschutzbestimmungen.

Abschlußfragebogen

1. Haben sich Ihrer Ansicht nach Ihre Beschwerden während des vierwöchigen Kuraufenthaltes insgesamt:

verbessert:	stark	verschlechert:	schwach
	mittel		stark
keine Veränderung			

2. Wenn eine Veränderung der Beschwerden aufgetreten ist, worauf führen Sie diese zurück?
   keine Ahnung
   Ernährung
   Wetter/Klima
   Medikamente
   Bäder (Mar Menor)
   Entspannung
   Sonstiges Was?

3. Welche Körperbereiche haben sich zu Ende Ihres Kuraufenthaltes insbesondere geändert?

	sehr gebess.	gebess.	un-verän.	verschl.	sehr verschl.
Haut	_______	_______	_______	_______	_______
Nase, Hals	_______	_______	_______	_______	_______
Bronch., Lunge	_______	_______	_______	_______	_______
Augen	_______	_______	_______	_______	_______
Magen, Darm	_______	_______	_______	_______	_______
Juckreiz	_______	_______	_______	_______	_______
Sonstiges	_______	_______	_______	_______	_______
Was?	___________________________________				

4. Bei »Neurodermitis« – Wieviel Prozent der Hautoberfläche des Körpers sind zu Ende Ihres Kuraufenthaltes angegriffen (Ekzem)?

	Prozent
Gesicht	_________
andere Kopfhaut	_________
Hals	_________
Körperstamm	_________
Arme	_________
Hände	_________
Oberschenkel	_________
Unterschenkel	_________
Füße	_________

5. Wenn Sie die Veränderungen der allergischen Symptome auf die Ernährung zurückführen, gab es während des Kuraufenthaltes ein Nahrungsmittel, dem Sie eine besondere Bedeutung im negativen wie im positiven Sinne beimessen?
   Ja Welches Nahrungsmittel? ____________________
   Nein

6. Wenn Ihrer Ansicht nach das Wetter oder das Klima eine größere Bedeutung hatte, welches?

7. Wenn Ihrer Ansicht nach die ärztliche Behandlung (einschließlich Medikamente) ausschlaggebend war, welche ärztliche Behandlung oder welche Medikamente?

8. Oder was hat nach Ihrer Ansicht zur Veränderung Ihrer Beschwerden geführt?

9. War die Ernährungsberatung während Ihres Kuraufenthaltes ausreichend, um später eine Vollwerternährung weiterzuführen?
   Ja
   Nein
   Wenn nein, was ist besser zu machen?

10. Haben Sie die Absicht, nach Ihrem Kuraufenthalt eine (teilweise) Vollwerternährung durchzuführen?
    Ja
    Nein

11. Hat sich Ihre Einstellung zu Ihrer Erkrankung durch die Informationen, Seminare, o. ä. während Ihres Kuraufenthaltes geändert?
    Ja
    Nein
    Wenn ja, inwieweit?

12. Welche Anmerkung oder Kritik haben Sie zum Verlauf Ihres Kuraufenthalts?
    Was wurde zu wenig oder Ihrer Ansicht nach gar nicht beachtet, was für den Erfolg Ihres Kuraufenthaltes notwendig gewesen wäre?

18. Listen

Allergiekliniken

Die vorliegende alphabetische Übersicht ist eine willkürliche Auswahl von Allergiekliniken, die uns über den rein schulmedizinischen Ansatz hinaus mit den Schwerpunkten ganzheitliche und/oder klimatherapeutische Anwendungen bekannt geworden ist. Ein kurzer Kommentar soll insbesondere die Gewichtung der Ernährung als Therapiebestandteil einschätzen helfen. Wesentliches Kriterium für uns ist es, ob eine Oecotrophologenstelle in der Klinik mitvorhanden ist.

Airedale Allergy Centre
High Hall, Steeton
Near Keighley West Yorkshire BD 20 6813
England
Tel. 0044-535-65 60 13 / 65 60 18
Umweltmedizin, Rotationsdiät

Allergie-Therapie-Zentrum am MAR MENOR
C/. Mayor 192
Los Urrutias · Cartagena (Murcia)
Spanien
Tel. 0034-68-134 311
über AVE 0661-71003
Vollwerternährung, kontrollierte dynamische, orale Hyposensibilisierung, Klimatherapie, Oecotrophologenstelle

Gemeinschaftskrankenhaus Herdecke
Beckweg 4 · 58313 Herdecke
Tel. 02330-621
Anthroposophisch

Institut für Umwelterkrankungen
Im Kurpark 1 · 34308 Bad Emstal
Tel. 05624-8061
Ernährungskonzept vorhanden in Anlehnung an KLINISCHE ÖKOLOGIE, Rotationsdiät, Umweltklinik, Oecotrophologenstelle

Klinik für Rehabilitation »Am Taunus«
Seb.-Kneipp-Str. 11 · 65812 Bad Soden
Tel. 06196-6060
Immunstärkungstherapeutisch, Oecotrophologenstelle

Krankenhaus Lahnhöhe
Überregionales Zentrum für Ganzheitsmedizin
Am Kurpark · 56112 Lahnstein
Tel. 02621-9150
Vollwerternährung

Klinikzentrum Bad Sulza
Klinik für Allergie, Dermatologie, Atemweg- und Gelenkerkrankungen
Rudolf-Gröschner-Str. 11 · 99518 Bad Sulza
Tel. 036461-243

Schloßpark-Sanatorium
36129 Gersfeld
Tel 06654-160
Naturheilmethoden, Vollwerternährung

Tomesa-Fachklinik
für Hauterkrankungen und Rheuma
Riedstr. 19 · 36364 Bad Salzschlirf
Tel. 06648-550
Gewichtung auf Psychologie

Psori Sol
Interdisziplinäres Therapiezentrum
Fachklinik für Psoriasis und Allergie
Mühlstr. 31 · 91217 Hersbruck
Tel. 09151-729-0

Organisationen und Verbände

Nachstehende alphabetisch geordnete Liste der Organisationen und Verbände soll dem Leser dazu dienen, sich in Sachen Allergie möglichst breit informieren zu können. Das bedeutet nicht, daß die Autoren uneingeschränkt hinter den Zielen der benannten Organisationen stehen.

AAB – Allergiker- und Asthmatikerbund e.V.
Hindenburgstr. 110 · 41061 Mönchengladbach
Tel. 02161-10207

AAK – Arbeitsgemeinschaft Allergiekrankes Kind e.V.
Hauptstr. 29 · 35745 Herborn
Tel. 02772-41237

Aktionsgemeinschaft Pseudo-Krupp e.V.
Ainmillerstr. 25 · 80801 München
Tel. 089-344880

Arbeitskreis für Ernährungsforschung
Zwerweg 19 · 75378 Bad Liebenzell-Unterlengenhardt
Tel. 07052-3061
Ausführliche Diät-Beratung

AVE – Allergie-Verein in Europa –
Verein zur Förderung der Ganzheitlichen Behandlung Allergischer Erkrankungen in Europa e.V. Geschäftsstelle Eisenach
Marienstr. 57 · 99817 Eisenach
Tel. 03691-213088

Regionalbüro Fulda
Severiberg 6 ·36037 Fulda
Tel. 0661-71003

Bioresonanz-Ärztegesellschaft
Waldpromenade 22 · 82131 Gauting

Bundesverband Deutscher Ärzte f. Naturheilverfahren e.V.
Hainstr. 9 · 96047 Bamberg
Tel. 0951-27888

Bundesverband Neurodermitiskranker in Deutschland e. V.
Postfach 1165 · 56135 Boppard
Tel. 06742-2598

Deutsche Allergie- und Asthmahilfe
Dorotheenstr. 174 · 22299 Hamburg
Tel. 040-4604947

Deutsche Gesellschaft für Allergie- und Immunitätsforschung
Deutsche Klinik für Diagnostik,
Abt. Allergologie
Aukammallee 33 · 65191 Wiesbaden
Tel. 0611-577-237

Deutsche Gesellschaft für Musiktherapie e. V.
Ziegelhäuser Landstr. 1 · 69120 Heidelberg
Tel. 06221-470450

Deutsche Atemwegs-Liga
Burgstr. 12 · 33175 Bad Lippspringe
Tel. 05252-28765

Deutsche Stiftung für Psoriasis- und Neurodermitisforschung e. V.
Fontanestr. 14 · 53173 Bonn-Bad Godesberg
Tel. 0228-351091

Deutscher Neurodermitikerbund e. V.
Mozartstr. 11 · 22083 Hamburg
Tel. 040-2205757

Deutscher Zentralverein Homöopathischer Ärzte e. V.
Linkenheimer Landstr. 113 · 76149 Karlsruhe
Tel. 0721-709366

Internationaler Arbeitskreis zur ganzheitlichen Erforschung und Therapie allergischer Erkrankungen e. V.
Silberhalde 15 · 78078 Niedereschach (Kappel)
Tel. 07728-1571

Münchener Allergie-Gesellschaft am Biederstein e. V.
Biedersteinstr. 29 · 80802 München
Tel. 089-3849/3203

Patientenliga Atemwegserkrankungen e.V.
Bilhildisstr. 13 · 55116 Mainz
Tel. 06131-23968

Thüring. Umweltzentrum
Wartburgallee 68 · 99817 Eisenach

Zentralverband der Ärzte für Naturheilverfahren e.V.
Bismarckstr. 3 · 72250 Freudenstadt
Tel. 07441-2151

Österreich:

Asthma Neurodermitis Allergie Verband (ANA)
Obere Augartenstr. 26-28 · A-1020 Wien
Tel. 00431-3304286

Verein für Eltern asthmatischer Kinder
Kinderinterne Abt. Wilhelminenspital
Montleatstr. 37 · A-1160 Wien
Tel. 00431-491500

Schweiz:

Schweizerische Elternvereinigung Asthma- und Allergiekranker Kinder
Zentralsekretariat
Schaufelgrabenweg 28 · CH-3033 Wohlen
Tel. 004131-8290042

Vereinigung »Das Band«,
Selbsthilfeorganisation mit Dienstleistungen für Asthma- und Atemwegskranke
Gryphenhübeliweg 40 · CH-3000 Bern 6
Tel. 004131-441138

Krankenkassen

Die vorliegende Übersicht gibt die Krankenkassen und -versicherungen an, die nach der Erhebung in Natur 3, März 1989, Seite 26–34 bereit sind, Naturheilmethoden zu unterstützen (Tab. A) und diejenigen, die uns bekannt sind und den Patienten bisher bei der Anwendung des hier beschriebenen ganzheitlichen Allergietherapie-Konzeptes eine Kostenerstattung gewährt haben (Tab. B).

Tabelle A: Die folgenden privaten Krankenversicherungen sagen eine Unterstützung der Naturheilanwendungen generell zu:

Barmenia, Kronprinzenallee 12, 5600 Wuppertal 1
Berliner Verein, Weyerstr. 79, 5000 Köln 1
Central, Hansaring 40, 5000 Köln 1
Colonia, Elsa-Brandström-Str. 10–12, 5000 Köln 1
Continentale, Ruhrallee 92, 4600 Dortmund 1
Debeka, Ferd.-Sauerbruch-Str. 18, 5400 Koblenz 1
Gothaer, Kaiser-Wilhelm-Ring 23, 5000 Köln 1
Savag, Dudweilerstr. 41, 6600 Saarbrücken 1
Signal, Joseph-Scheerer-Str. 3, 4600 Dortmund 1
Union, Postfach 202, 6600 Saarbrücken 3
Vereinte, Fritz-Schäffer-Str. 9, 8000 München 2
Victoria, Graf-Recke-Str. 82, 4000 Düsseldorf 1.

Tabelle B: In folgenden Städten haben Krankenkassen und -versicherungen eine Kostenerstattung für die Kurmaßnahmen im Allergie-Therapie-Zentrum am Mar Menor in Südspanien gewährt:

Augsburg	Beamtenbeihilfe
Bad Liebenzell	Barmer
Bad Orb	Barmer
Darmstadt	Techniker (TK)
Frankfurt a. M.	Hanseatische Ersatzkasse
Fulda	Beamtenbeihilfe
Fulda	Signal
Mannheim	AOK
Münster	Beamtenbeihilfe
Münster	Debeka
Trier	Debeka
Ulm	KKH
Wächtersbach	DAK
u. a.	

19. Glossar

AIDS
Englische Abkürzung für acquired immune deficiency syndrome = erworbenes Immundefektsyndrom; Erkrankung, die auf Defekte im zellulären Immunsystem hinweisen, hervorgerufen durch Viren (LAV/HTV III, HIV)

Akupunktur
aus der chinesischen Medizin stammende Therapiemethode mittels Nadelstichen

AKW
Atomkraftwerk

Allergen
auch Antigen, soweit allergische Reaktionen über das Immunsystem hervorgerufen werden; der allergene Stoff kann mit der Atemluft, mit der Nahrung und/oder über den Kontakt mit der Haut in den Körper gelangen

Anabolika
Hormone oder hormonähnliche Stoffe, die insbesondere den Eiweißaufbau fördern

anthropogen
durch den Menschen produziert

Antibiotika
Medikamente, die die Bildung und das Wachstum von Bakterien verhindern

Antigen
biochemischer Gegenspieler zu den Antikörpern im höheren Organismus, siehe Allergen

Antikörper
biochemischer Gegenspieler zu den Antigenen; wird im höheren Organismus im Immunsystem von den Lymphozyten gebildet

Atopie
durch Erbanlagen begünstigte Allergie

Autogenes Training
Konzentrative Selbstentspannung

Autoimmunerkrankung
hervorgerufen durch eine Immunreaktion auf körpereigene Substanzen

Bakterien
Einzellige Lebewesen; einige von ihnen rufen Infektionskrankheiten oder Entzündungen hervor, andere (z. B. im Darm und auf der Haut) bilden mit dem Menschen eine wichtige Lebensgemeinschaft

Biogene Amine
Entstehung durch Abbau (Decarboxilierung) von Aminosäuren, viele haben eine biologische Bedeutung, z. B. als Hormone oder Koenzyme (siehe Histamin)

Biozide
Überbegriff für Stoffe, die Kleinstlebewesen zerstören können, z. B. Krankheitserreger auf Pflanzen (Pestizide)

Dysbiose
abnorme Darmbakterienflora, die z. B. Fäulnis- und Gärungsprozesse auslösen

Ekzem
Erkrankung der Haut mit Veränderungen, wie Rötung, Knötchen-, Bläschen-, Schuppenbildung und oft verbunden mit Juckreiz

Endogen
innere Ursache

Enzym
auch Biokatalysator; beschleunigt abbauende oder aufbauende Stoffwechselwege in der lebenden Natur

Exogen
äußere Ursache

Ganzheitsmedizin
Medizin, die den gesamten Menschen – Körper, Geist und Seele – in seiner Umwelt zu erfassen versucht

Histamin
bekanntes biogenes Amin; im menschlichen Körper weit verbreitetes Gewebshormon, das bei allergischen Reaktionen freigesetzt wird; es bewirkt u.a. das Zusammenziehen der Bronchialmuskulatur und das Erschlaffen kleinster Blutgefäße und deren Durchlässigkeit, Wechselwirkung mit Nervenendigungen

Hormon
biochemischer Bote zwischen den Organen: z.B. Wachstumshormon (Protein aus der Hirnanhangdrüse), Insulin (Peptid aus der Bauchspeicheldrüse), Cortisol (Steroidhormon aus der Nebennierenrinde); Regulation der Zellfunktionen im höheren Organismus (Endokrinum)

Hyperventilation
beschleunigte Atmung, z.B. nach Streß oder Erregung

Hyposensibilisierung
schrittweise Anpassung des Immunsystems und damit Herabsetzung der Empfindlichkeit bei Allergien; stark verdünnte Allergenextrakte werden in langsam steigender Dosierung gegeben

Hyposensibilisierung, orale
über den Mund eingenommene, zunächst stark verdünnte Allergene, meist Lebensmittel, die in langsam steigender Dosierung verzehrt werden

Immunglobuline
Abkürzung Ig; Proteine mit Antikörpereigenschaften, die in den Lymphozyten gebildet werden

Immunogen
Substanz, die eine Antwort des Immunansystems auslöst

Immunsystem
Schutzsystem des Organismus zur Abwehr fremder Stoffe, bestehend aus Organen, Zellen - die wichtigsten sind die Lymphozyten

Karenz
Enthaltung, Vermeidung

Klinische Ökologie
Fachgebiet der Medizin, das sich seit den vierziger Jahren in den USA mit Bezug auf umwelt- und ernährungsbedingten Erkrankungen entwickelt hat

Kortikosteroide
etwa 50 in der Nebennierenrinde gebildete Hormone, ein Vertreter ist Kortison, welches unter anderem auf die Entzündungsbereitschaft und den Stoffwechsel des Körpers einwirkt

Lymphozyten
die wichtigsten Zellen im menschlichen Immunsystem; die B-Lymphozyten produzieren die Antikörper (Lymphsystem), die T-Lymphozyten (Thymus) regulieren diese Immunantwort

Mastzelle
Zelle, die in der Haut und Schleimhaut eine erste Kontaktstelle zur Außenwelt darstellt und u.a. Histamin ausschüttet

Molekül
kleinste Einheit einer chemischen Verbindung

Molekulargewicht
gibt die Menge in Gramm an, die ca. $6 \cdot 10^{23}$ Moleküle (Loschmidtsche oder Avogadro-Zahl) einer chemischen Verbindung ausmachen

Neurodermitis
Sammelbegriff für stark juckende Hauterkrankungen

Neurohormone
Hormone mit Wirkungen an den Nervenenden

Oecotrophologe
Ernährungswissenschaftler

Peptide
Proteinbruchstücke

Proteine
Eiweißkörper

Psychosomatik
Lehre von den Beziehungen zwischen Seele (Psyche) und Körper (Soma)

Psoriasis
Schuppenflechte

Superinfektion
Infektion, die einer Erstinfektion folgt, durch neue Erreger, begünstigt durch geschädigtes Gewebe

Symbiose
Zusammenleben artverschiedener Organismen zu gegenseitigem Nutzen, Beispiel: Bakterien im Darm oder auf der Haut von Menschen

Umweltmedizin
modernes medizinisches Fachgebiet, das sich mit den Krankheiten aufgrund anthropogener Umweltveränderungen befaßt

Urtikaria
Nesselsucht

Validität
Gültigkeit und Anwendbarkeit

Viren
Bezeichnung für sich schnell vermehrende Krankheitserreger, die im Gegensatz zu Bakterien oder Pilzen keine Zellmembran besitzen und auf Wirtszellen angewiesen sind

20. Literaturhinweise

Aas K.
Das allergische Kind, Thieme (Stuttgart 1981)

Anemueller H.
Iß dich gesund, Rowohlt (Hamburg 1985)

Angehrn W., Perrin L.-E., Kraemer R.
Wir haben ein Asthma-Kind, Kösel (München 1987)

Aschoff-Wenz M.
Erfahrungen von Eltern mit allergiekranken Kindern, Krankenpflege 37 (1983) 394

Atkins R.
Dr. Atkins' Gesundheitsrevolution
Ariston (Genf 1989)

Autorenkollektiv
Aktive Selbsthilfe! Allergien Sonderheft, M. Pawlak
(München 1988)

Behrendt H., Brassel D.
Allergie und Umwelt
in Jahresbericht des Med. Inst. f. Lufthygiene Bd. 14 (Düsseldorf 1981) 95-112

Beisel D.
Allergie, Natur 7 (1985) 44

Bernau L., Meyer A.-E.
Das große Akupressur-Buch, Ehrenwirth (München 1986)

Billen G., Schmitz O.
Alternative Ernährung, Fischer (FaM 1983)

Blaha, H.
Bronchitis-Asthmasprechstunde
Volk und Gesundheit (Berlin 1984)

Borelli S., Mayenburg J., Polster E.
Nahrungsmittelallergien
Falken (Niedernhausen 1988)

Bossel H., Grommelt H.-J., Oeser K. (Hrsg.)
Wasser, Fischer (FaM 1982)

Brügemann H.
Bioresonanztherapie Grundlagen und Praxis der weiterentwickelten Therapie mit patienteneigenen Schwingungen nach Morell
Erfahrungsheilkunde 3a (1989) 162-167

Calatin A.
Die Rotationsdiät, Heyne (München 1987)

Zeitkrankheit Nahrungsmittelallergien
Heyne (München 1988)

Coeugniet E.G.
Neurodermitis, Eigenverlag (Bentheim 1988)

Coombs R.R.A., Gell P.G.H. (Hrsg.)
The classification of allergic reactions underlying disease in Clinical aspects of immunology
Davis (Philadelphia 1963)

Dearman R.I. , Basketter D.A., Kimber I.
Variable Effects of Chemical Allergens . . .
I. Appl. Toxicol. 12 (1992) 317-323

Deutsche Gesellschaft für Ernährung DGE (Hrsg.)
Ernährungsbericht 1984 (FaM 1984)

Diel F.
IgE-Konzentrationen im Serum allergischer Patienten
Laboratoriumsmedizin 5 (1981) 67-72

Einjahresstudie mit zwölf allergischen Kindern
Aktuelle Ernährungsmedizin 14 (1989) 16-21

Das allergene Potential von Pestiziden in »Pestizide und Gesundheit« (PAN Hrsg.)
Müller (Stuttgart 1990)

Diel F. (Hrsg.)
Innenraumbelastungen – Erkennen, Bewerten, Sanieren
Bau-Verlag (Wiesbaden 1993)

Diel F., Diel E.
Nahrungsmittelallergien – bedeutungslos oder ernstzunehmende Realität, Schriften für Oecotrophologie 1 (1986) 1-26

Diel F., Meier-Ploeger A.
Reaktorkatastrophe in Tschernobyl und die Folgen
IFOAM Nr. 21 (Kaiserslautern 1987)

Diel F., Neidhart B., Opree W.
Mast cell incubates as a possible short-time test for sensitizing occupational chemicals
International Archives on Occupational and Environmental Health 48 (1981a) 369-373

Diel F., Undeutsch K., Szwillus C., Holz J.
Einjahresstudie mit fünf asthmatischen Bäckern, Dtsch. Ges. Arbeitsmed. Hrsg., Gentner (Stuttgart 1981b) 323

Ernst A., Langbein K., Weiss H.
Gift-Grün, Kiepenheuer & Witsch (Köln 1986)

Falus A., Merétey K.
Histamine: an earey messenger in inflammatory and immune reactions
Immunology Today 13 (1992) 154-156

Fink P.
Austestung von Allergien mit der Elektroakupunktur nach Voll in Neurodermitis (Hrsg. Coeugniet E.G.)
Eigenverlag (Bentheim 1988)

Fisch G.
Chinesische Heilkunde in unserer Ernährung
Kosmo-Medizin Synthesis (Essen 1983) Bd. 2

Flade S.
Diät für Allergiker, Selbstverlag (München 1988)

Grefe C.
Allergien – Leiden an der Umwelt, Konkret (Hamburg 1985)

Hambraeus L., Hanson L.A., Mc Farlane H. (Hrsg.)
Food and Immunology
Almqvist & Wiksell (Uppsala 1977)

Hannuksela M.
Occupational Dermatoses: Appropriate diagnosis and theory
Allergologie 12 (1989) 71-74

Heim E.
Stütztherapie – neu entdeckt?
ZS Psychother. med. Psychol 30 (1980) 261-273

Heimbrecht J., Molck J.
Rheinalarm, Pahl-Rugenstein (Köln 1987)

Heusser C.H., Bews I., Brinkmann V., Delespesse G., Kilchherr E., Ledermann F., Le Gros G., Wagner K.
New Concepts of IgE Regulation
Int. Arch. Allergy Appl. Immunol. 94 (1991) 87-90

Hofer T., Wüthrich B.
Nahrungsmittelallergien II, Schweiz. Med. Wschr. 115 (1985) 1437

Hoest A.
The influence of early allergen contact on the development of atopy in childhood, Allergologie 12 (1989) 186-191

Innenmoser J., Mayer J.
Bewegung, Spiel und Sport in »Unser Kind ist allergisch« (Hrsg. Arbeitsgemeinschaft Allergiekrankes Kind AAK)
O. Maier (Ravensburg 1989)

Johansson S.G.O.
IgE and allergic disease
in New Trends in Allergy (Ring J., Burg G. Hrsg.)
Springer (Stuttgart-NY 1985)

Jorde W.
Orale Desensibilisierung
Monatsschr. Kinderheilkd. 130 (1982) 473-474

Jores A., Kerekjartov M.
Der Asthmatiker
Huber (Bern, Stuttgart 1967)

Kapfelsperger E., Pollmer U.
Iß und stirb, dtv (München 1986)

Katalyse, BUND, Öko-Institut, ULF
Chemie am Arbeitsplatz, Rowohlt (Hamburg 1987) 364
Katalyse-Umweltgruppe (Hrsg.)
Chemie in Lebensmitteln, Zweitausendeins (FaM 1983)

Kjellmann N.I.M.
Effekt of parental smoking on IgE-levels in children
Lancet 1 (1981) 993-994

Koch E.R., Vahrenholt, F.
Seveso ist überall, Fischer (FaM 1980)

Koch E.R., Vahrenholt F.
Die Lage der Nation, Gruner & Jahr (Hamburg 1983)

Koerber H.W., Männle T., Leitzmann C.
Vollwert-Ernährung, Haug (Heidelberg 1987)

Kollath, W.
Die Ernährung als Naturwissenschaft
Haug (Heidelberg 1981)

Koscielny G.
Didaktik der Ernährungserziehung, Lexika (München 1983)

Kreuter J.H.P.
Reflexzonentherapie, Buch und Zeit (Köln 1989)

Kur F., Rose W.-D.
Wohn-Gifte, Eichborn (FaM 1986)

Langbein K., Martin H.P., Weiss H.
Bittere Pillen, Kiepenheuer & Witsch (Köln 1988)

Leibold G.
Heilerde, ECON (Düsseldorf 1988)

Leibovitz E., Freihorst J., Piedra P.A., Ogra P.L.
Modulation of inhaled ragweed antigen in experimentally induced infection with respiratory synctial virus implication in virally induced allergy
International Archives of Allergy and Applied Immunology 86 (1988) 112-116

Loewenstein H.
Was wissen wir heute über Allergenmoleküle?
in Symposiumsbericht: Allergologie heute (Scherax Hrsg.)
(Linz 1984) 2-12

Lovell C.R., Burton J.L., Horrobin D.F.
Treatment of atopic eczema with evening primrose oil
Lancet I (1981) 278

Mackarness R.
Allergien gegen Nahrungsmittel und Chemikalien
Hippokrates (Stuttgart 1986)

Maier M., Laudenslager L.
Wann macht Streß krank?
Psychologie heute 5 (1987) 26-29

Marghescu S., Nasemann T.
60. Tagung der Nordwestdeutschen Dermatologischen Gesellschaft zitiert in Hannoversche Tageszeitung (Hannover 22.9.84)

Messing N.
Naturärzte-Wegweiser
Ganzheitliche Gesundheit (Hemmingen 1986)

Messing N.
Das Gesundheits-Adreßbuch
Ganzheitliche Gesundheit (Hemmingen 1988)

Mittelhäuser H.W.
Effiziente Therapie allergischer Diathese
Ernährungsheilkunde 8 (1988) 523-526

Mommsen H.
Gesunde Kinder durch lebendige Vollwertkost, Bircher-Benner (Bad Homburg 1985)

Müller M.
Wie der Mensch
immer mehr zum Versuchskaninchen wird.
Interview in Allergothek 2 (1993) 9-11

Opree W.
Pathogenese atopischer Erkrankungen aus immunologischer Sicht, Vgl. Chemie (Weinheim NY 1979)

Pelletier K.
Gesund leben – Gesund sein, Rowohlt (Hamburg 1987)

Porkert M.
Die chinesische Medizin
ECON (Düsseldorf, Wien 1989)

Randolph T.G.
Vortrag auf dem Kongreß Umweltbelastung (Schluchsee 1986)

Randolph T.G., Moss R.W.
Allergien: Folgen von Umweltbelastung und Ernährung, Müller (Karlsruhe 1984)

Reimann H.J. (Hrsg.)
Nahrungsmittelallergie, Dustrie (München 1989) 2. Auflage

Riedel F.
Nonspecific trigger mechanisms for specific immune responses
Allergologie 12 (1989) 54-57

Ring J.
Angewandte Allergologie, MMW (München 1987) 2. Auflage

Ringel K.P., Dati F., Buchholz E.
IgE-Normalwerte bei Kindern, Laboratoriumsblätter
Behring 32 (1982) 26-34

Roitt I.M., Brostoff J., Male D.K.
Kurzes Lehrbuch der Immunologie
Thieme (Stuttgart, N.Y. 1987)

Runow, K.D.
Klinische Ökologie, Hippokrates (Stuttgart 1987)

Schaeffer, Freytag-Klinger
Zur Objektivierung der Wirkung des autogenen Trainings auf die gestörte Ventilation beim Asthma bronchiale
ZS Psychother. med. Psychol. 27 (1975) 7

Selye H.
Stress, Rowohlt (Hamburg 1977)

Souci S.W., Fachmann W., Kraut H.
Lebensmitteltabelle für die Praxis, Wiss. Vlg. Ges. (Stuttgart 1987)

Stemman E.A.
Neurodermitis ist heilbar . . .
Kairos (Peine 1987)

Stüttgen G., Haas N., Mittelbach F., Rudolph R.
Umweltdermatosen, Stuttgart (Wien, N.Y. 1982)

Teegen F.
Ganzheitliche Gesundheit, Rowohlt (Hamburg 1988)

Thiel C.
Nahrungsmittelallergien bei Pollenallergikern
Allergologie 10/11 (1988) 397-410

Tung T.
Wushu, BLV (München, Wien, Zürich 1987)

Ullman D.
Homöopathie, Scherz (Bern, München, Wien 1989)

Verbraucher-Zentrale Hamburg (Hrsg.)
Lebensmittel-Zutatenliste, Eigenverlag (Hamburg 1986)

Visakorpi J.K.
Nahrungsmittelintoleranz im Säuglingsalter, Monatsschr. Kinderheilkunde 128 (1980) 166

Well S., Kreye R., Diel E., Diel F.
Specific oral hyposensitization in atopic individuals
Allergologie 12 (1989) 109 abstr.

Weller E.
Gezielte Elektrostimulation
Z. Allg. Med. 53 (1977) 2108-2117

Werner M.
Grundlagen der Behandlung nahrungsmittelallergischer Magen-Darm-Erkrankungen
Deutsche medizinische Wochenschrift 99 (1974) 1775

Wirkner, H.
Naturkost in Spanien
O. Maier (Ravensburg 1987)

Witte I., Jähne R., Weinert R., Köbrich K., Jacobi H.
Gefährdung der Gesundheit durch Pestizide
Fischer (FaM 1988)

Wölcke U.
persönliche Mitteilung, Bundesanstalt für Arbeitsschutz
BAU (Dortmund 1989)

Wüthrich B.
Nahrungsmittelallergien I, Schweiz. Med. Wschr. 115 (1985) 1428

